Médecine traditionnelle et Arts divinatoires

Le cas du Mandé au Mali

5-7, rue de l'Ecole-Polytechnique, 75005 Paris

www.harmattan.com

ISBN : 978-2-343-10552-9
EAN : 9782343105529

Bakary Toumanion, Rokia Sanogo,
Souleymane Dolo et Salia Malé

Médecine traditionnelle et Arts divinatoires

Le cas du Mandé au Mali

Sous la direction de Dr Sergio GIANI

Cahiers de FESCAURI n°1, décembre 2016

L'Harmattan
Mali

Préface

Le Festival International des Cauris du Mandé (FESCAURI) a célébré à Siby du 18 au 20 décembre 2015 sa 9ème édition, dans une ambiance d'incertitude et d'insécurité causée par les menaces terroristes qui sont de nature à semer la peur dans la tête et dans le cœur des citoyens maliens et des visiteurs étrangers. L'organisation de FESCAURI a été donc une forme de résistance par la culture, car la culture est ce qui nous reste lorsque nous avons tout perdu. Contre vents et marées, cette édition du festival a été réalisée pour le bonheur des festivaliers et des populations locales. FESCAURI a été encore une fois donc visiblement une plateforme pour la promotion des expressions artistiques, culturelles et des atouts agricoles et touristiques du Mandé. Le thème : *« Problématique de la médecine traditionnelle et des arts divinatoires dans le système de santé en Afrique »*. Nous avons ainsi mis l'accent sur l'importance de la médecine traditionnelle et des arts divinatoires au Mandé. Des réflexions ont été aussi menées sur la complémentarité entre les deux médecines, ainsi que sur le rôle de la divination pour l'établissement du diagnostic et dans le choix de traitement par les tradithérapeutes.

En termes d'innovations, nous avons mis en place le Cercle de Recherche et Développement « *Mandé M'Blon* », qui est un espace pluridisciplinaire de réflexion, d'échange, de recherche et d'actions pour le développement participatif au Mandé. La première activité de *Mande M'Blon* a été la publication du présent ouvrage pour capitaliser les réflexions et les échanges menés lors du Festival afin de les mettre à la disposition des étudiants, des chercheurs, des festivaliers et du grand public, ainsi que des autorités locales du Mandé. Pour ce premier numéro, le thème abordé était : *« Médecine traditionnelle et Arts divinatoires »*. En effet, nombreux sont ceux au Mali et en Afrique qui font recours à la médecine traditionnelle et aux arts divinatoires pour se soigner. En bons africains, nous revenons toujours vers le devin ou le tradithérapeute quand les remèdes « *des blancs* » n'arrivent pas à nous guérir. Ce numéro veut donc donner la voix aux acteurs de la médecine traditionnelle, qui travaillent souvent dans l'ombre, dont le rôle est capital pour le maintien du bien-être dans notre société. Les articles que nous présentons ont été rédigés par Bakary Toumanion, Rokia Sanogo, Souleymane Dolo et Salia Malé. Sergio Giani a curé l'édition du Cahier. Je profite de cette occasion pour remercier les uns et les autres pour la qualité de leur travail. Les Cahiers de *Mandé M'Blon* seront désormais produits après chaque édition de FESCAURI. Ils permettront de capitaliser les acquis des activités et des recherches du festival.

En conclusion, je suis convaincu qu'il y a au Mandé beaucoup d'opportunités et de ressources pour le développement durable et autocentré des communautés. J'exhorte les acteurs locaux à s'engager pour relever le défi du développement. FESCAURI et *Mande M'Blon* sont prêts à accompagner cette dynamique de changement.

Siby, juillet 2016

Mandjou YATTARA, Directeur de FESCAURI.

Titre I

Problématique de la médecine traditionnelle et des arts divinatoires dans les systèmes de santé en Afrique : Itinéraires thérapeutiques, pratiques et représentations

Bakary TOUMANION, PhD., Ecole des Hautes Etudes en Santé Publique (EHESP), Bamako (MALI)

L'article expose les réflexions de l'auteur sur les Itinéraires thérapeutiques, les Pratiques et les Représentations face à la maladie en Afrique. Selon l'auteur, l'origine, la cause et les représentations de la maladie déterminent les itinéraires thérapeutiques et les pratiques de soins. Les déterminants sont : la proximité et l'accessibilité, la perception de la maladie, le coût pressenti, l'efficacité symbolique, l'âge du malade, etc. Il s'agit en termes de recherche de dépasser l'opposition entre Médecine moderne/Médecine traditionnelle, en essayant de comprendre et d'expliquer les logiques d'actions des thérapeutes et des patients. Au-delà des soins, l'homme est à la quête de santé pour ne pas dire de bien-être et de qualité de vie. La nouvelle santé publique nous donne déjà cette opportunité de penser l'homme avec une approche globale et intégrée dans son contexte social et culturel.

Prélude

C'est lors d'une rencontre banale d'échanges et de discussions entre amis que Mandjou Yattara, le Directeur de FESCAURI, m'a demandé de présenter un thème sur les Arts divinatoires et la Médecine traditionnelle pour la 9ème édition du Festival des Cauris qui a eu lieu à Siby du 18 au 20 décembre 2015. Les Arts divinatoires et Médecines traditionnelles constituent un thème intéressant, mais aussi un thème complexe à plusieurs titres.

Complexe sur le plan épistémologique :

- La multiplicité disciplinaire par rapport à ce thème de recherche : ethnologie, ethnobotanique, ethnomédecine, anthropologie de la maladie, anthropologie de la santé, sociologie, pharmacognosie, santé publique, pour ne citer que celles-là.
- La difficulté sémantique du concept « Médecine traditionnelle » entre valorisation et altérité.
- Le lien entre Arts divinatoires et Médecine traditionnelle : est-ce que c'est un tout intégré dans un système de soin ou au contraire il s'agit de deux champs distincts ?

Complexe sur le plan personnel :

- J'ai été personnellement baigné dans cet univers mystique (des cauris) à travers ma maman qui parlait du passé, du présent et du futur lors de ses consultations à travers un univers de causalité dont la maladie est l'une des expressions.
- Ma double casquette, d'Anthropologue de la Santé et de Santé publique, pose aussi une difficulté. L'anthropologue doit parler de la culture, voire valoriser les cultures. Il s'agit de parler de notre médecine africaine, sans tomber dans une forme de culturalisme. La santé publique, quant à elle, pose la question de la santé des populations et s'appuie sur des normes, des valeurs, des pratiques qui ont démontré leur validité scientifique ici et ailleurs, et dont les professionnels de la biomédecine constituent les acteurs majeurs de mise œuvre.

Enfin, le choix du Mandé, plus précisément de Siby, qui me ravit, car ce territoire est au cœur de l'histoire de notre pays. C'est ici aussi, que nous sommes en train d'expérimenter, à travers le Site « Malian Spirit » de Kalassa, de nouvelles idées de développement horizontal communautaire et intégré (la santé, l'éducation, l'autosuffisance alimentaire...) à travers des microprojets...

Donc, c'est à travers ces contraintes que je vais essayer de présenter les itinéraires thérapeutiques, les pratiques et les représentions de certains patients confrontés à l'expérience de la maladie dans le contexte africain d'une manière générale et particulièrement au Mali. Ce travail n'est possible que si nous acceptons au préalable de définir les concepts, de poser le problème, Arts divinatoires et Médecine traditionnelle, et de voir les implications heuristiques que le thème peut soulever.

1. Définition des concepts

a) Arts divinatoires

- Art de deviner, de découvrir ce qui est ignoré ou caché, en sortant des voies ordinaires de la connaissance par le recours à des procédés occultes, des pratiques magiques, art de prédire les événements futurs.
- Faculté, portée à un haut degré, de deviner, de découvrir quelque chose que l'on ne sait pas et que l'on cherche à connaître, le plus souvent par des voies diverses (intuition, perspicacité, observation, comparaison, interprétation, supposition, etc.), mais en dehors de raisons démonstratives, en ayant cependant le sentiment d'être dans le vrai.

b) Médecine traditionnelle

Selon l'Organisation mondiale de la santé[1], la Médecine traditionnelle est la somme des connaissances,

---

[1] http://www.who.int/topics/traditional_medicine/fr/

compétences et pratiques qui reposent sur les théories, croyances et expériences propres à une culture et qui sont utilisées pour maintenir les êtres humains en bonne santé ainsi que pour prévenir, diagnostiquer, traiter et guérir des maladies physiques et mentales.

Elle est parfois qualifiée de médecine « parallèle » ou « douce ». Utilisée depuis des milliers d'années, ses praticiens ont beaucoup apporté à la santé humaine, surtout en tant que prestataires de soins de santé primaires au niveau communautaire.

Cette expression se rapporte aux pratiques, méthodes, savoirs et croyances en matière de santé, qui impliquent l'usage à des fins médicales de plantes, de parties d'animaux et de minéraux, de thérapies spirituelles, de techniques et d'exercices manuels - séparément ou en association - pour soigner, diagnostiquer et prévenir les maladies ou préserver la santé

Elle reste très populaire dans le monde. Depuis 1990, elle fait une réapparition remarquée dans de nombreux pays développés et en développement.

Selon Bernard Hours[2], au début des années 80 « La notion de Médecine traditionnelle était appliquée sans distinction à tout ce qui n'était pas biomédical en termes occidentaux. La diversité des conduites des malades a obligé d'admettre que les recours à un système médical ne sont pas exclusifs, qu'on observe des syncrétismes, et que les malades ne mettent pas en scène des conduites prédéterminées par un bagage cognitif univoque et homogène ».

---

[2] Bernard Hours, *Vingt ans de développement de l'anthropologie médicale en France*, Socio- Anthropologie, 5, 1999, URL : http://socio-anthropologie.revues.org/50

Pour J-P Dozon[3], « Contrairement à ce que croient viser les tenants de sa valorisation, le paradigme en question ne repose pas uniquement sur un ensemble de connaissances empiriques (plantes médicinales, pharmacopées) et de savoir-faire (techniques corporelles, épidémiologiques)... Le dénominateur commun des médecines traditionnelles africaines réside bien davantage, et paradoxalement, dans le fait qu'elles ne forment pas à proprement parler un univers médical, c'est-à-dire un domaine autonome formant un corps de règles, de savoirs, de pratiques et de spécialistes... Cette médecine évolue dans une étroite imbrication avec les autres secteurs de la vie sociale ; par leur truchement, elle mobilise une conception de la maladie qui, ressortissant à la catégorie du malheur, n'implique un trouble individuel que pour autant qu'il fait signe en direction de l'ordre cognitif, symbolique, institutionnel propre à telle société ».

J'entends ici, par Médecine traditionnelle, notre Médecine africaine, avec ses pratiques, ses savoirs et savoir-faire autour de la maladie dont les Arts divinatoires, les plantes, les incantations, les sacrifices et les interdits constituent des éléments d'un système social. C'est un système dynamique et symbolique. A ce niveau, nous pouvons conclure donc que les Arts Divinatoires et la Médecine traditionnelle africaine ne constituent pas forcément un tout unique, mais deux univers qui s'interpénètrent et interagissent. Le jeteur des cauris ou le géomancien ne sont pas forcément des guérisseurs ; mais une même personne peut conjuguer ensemble ces deux univers, les Arts Divinatoires et les pratiques de guérison.

---

[3] Jean. P. Dozon, *Ce que valoriser la Médecine Traditionnelle veut dire*, in : *Politiques de santé*, Politique Africaine, 1987, (28), p. 9-20

2. Constats sur la Médecine traditionnelle

a) En Afrique et en Asie

Quatre-vingts pour cent de la population continuent d'utiliser des médicaments traditionnels plutôt que des médicaments modernes pour les soins de santé primaires[4].

b) Des soins de santé primaires aux tradipraticiens de santé

Selon Dozon[5], l'échec des politiques antérieures en termes de prévention et de médecine de masse (qui s'était traduit par une prévalence élevée des grandes endémies et par une forte mortalité infantile) et la faible efficacité de la médecine hospitalière trop coûteuse et dysfonctionnelle ont été les arguments pour promouvoir une nouvelle stratégie de soins de santé primaire. C'est dans cette perspective que l'OMS a recommandé depuis Alma-Ata la prise en compte de la Médecine traditionnelle et l'implication éventuelle des tradipraticiens de santé dans la mise en œuvre des Soins de Santé Primaires[6].

c) Valorisation de la Médecine traditionnelle

Vu la demande des populations à recourir à la Médecine traditionnelle, l'OMS a demandé aux Etats africains de procéder à une intégration de cette médecine dans le système de santé. Dans cette dynamique, seule la revalorisation biochimique, c'est-à-dire l'analyse des éléments actifs des plantes médicinales est prise en

---

[4] *Stratégie de l'OMS pour la Médecine Traditionnelle pour 2014-2023*, OMS, Genève, 2013.

[5] Dozon, op. cit.

[6] OMS, *Primary health care: Report of the International Conference on Primary Health Care of Alma-Ata, Geneva*, 1978.

compte, reléguant au second plan les savoirs et les pratiques d'un système qui fait sens pour le malade et son entourage.

La valorisation de la Médecine traditionnelle africaine est liée à trois facteurs.

- L'échec des politiques antérieures de santé au lendemain des indépendances
- Le rôle des populations dans la résolution des problèmes de santé recommandé par l'OMS. Il s'agit de prendre en compte la Médecine traditionnelle dans la mise en œuvre des soins de santé primaires. C'est une nouvelle orientation du développement qui s'appuie sur les ressources et les réalités locales. L'idée maîtresse est de promouvoir le développement endogène.
- La revalorisation des valeurs africaines traditionnelles. Il s'agit d'initier le développement autocentré.

Cette tentative de valorisation de la Médecine traditionnelle africaine s'appuie sur une forme d'altérité qui utilise l'expression « Médecine traditionnelle » comme un retour aux sources, à la recherche d'une pureté dénouée de toute empreinte extérieure.

2. Itinéraires thérapeutiques, pratiques et représentations

L'origine, la cause et les représentations de la maladie déterminent les itinéraires thérapeutiques et les pratiques de soins. Dans cet univers africain de causalité et d'interdépendance, où l'homme et la nature sont liés, l'avènement du mal est dû à l'action d'un élément étranger (réel ou symbolique) du dehors, la maladie, qui vient s'abattre sur le sujet. La cause du mal est exogène à l'individu. La maladie peut venir aussi de l'intérieur du sujet. La cause du mal est endogène à l'individu.

Dans le premier cas, on constate que la maladie tire son origine d'une puissance maléfique : ancêtre, sorcier, diable, troisième personne… Dans le deuxième cas, la maladie est conçue comme naturelle. Elle est liée aux conditions sociales, climatiques, alimentaires…

L'expérience et les représentations du malade déterminent l'itinéraire thérapeutique à suivre. En fonction de l'origine de la maladie perçue, le patient sollicitera le tradipraticien de santé ou le divin guérisseur.

Selon Yoro[7], on peut regrouper les conceptions africaines de l'intervention du tradithérapeute en deux catégories. Une conception qui met en avant *le pouvoir biologique des plantes* et une autre qui fait de *l'intervention surnaturelle* l'essentiel de la thérapeutique. On distingue dès lors chez les tradithérapeutes africains, deux démarches diagnostiques : l'une est d'ordre somatique en rapport avec la maladie physique ou psychosomatique (c'est-à-dire une maladie organique dite naturelle, qui n'est pas liée à l'action maléfique d'un tiers) dont il faut reconnaître les symptômes (le médecin ou le guérisseur peut le faire) ; l'autre est d'ordre métaphysique (c'est-à-dire, elle implique la recherche de causes non naturelles de la maladie) et requiert des capacités qui permettent au tradithérapeute de communiquer avec des éléments du monde invisible (ici, seuls les devins et devins-guérisseurs sont capables de le faire).

Nos expériences de recherche dans le domaine de la santé au Mali, en Afrique et en France nous ont permis d'avoir un début de compréhension sur les itinéraires thérapeutiques des patients. Il faut noter que, pour le patient, le recours à telle ou

---

[7] Blé Marcel Yoro, *Rôle de l'anthropologue dans la revalorisation de la Médecine Traditionnelle Africaine*, Université de Cocody, Abidjan, 2010

telle médecine a pour finalité la santé, au sens du bien-être dans son acception la plus large.

Par rapport au recours à la Médecine traditionnelle, les itinéraires thérapeutiques qui en suivront sont balisés par une série de déterminants qui conditionnent l'accès réalisé. Nous avons : la proximité et l'accessibilité ; la perception de la maladie ; le coût pressenti ; l'efficacité symbolique ; l'âge du malade, etc.

a) La proximité et l'accessibilité

L'attrait à la Médecine traditionnelle est lié à sa proximité et son accessibilité. Il existe deux types d'utilisation des plantes, la médecine populaire ou familiale et celle des tradipraticiens de santé, si la maladie est grave. L'accès facile aux plantes et aux tradithérapeutes explique le recours.

b) La perception de la maladie

Une étude réalisée par notre cabinet (TMC Consulting Group)[8] sur la diarrhée de l'enfant dans la région de Sikasso montre que le recours à telle ou telle médecine est fonction de la perception de la maladie et de la gravité perçue. Le plus souvent la diarrhée des enfants est perçue comme une maladie banale (rapprochement des grossesses, alimentation).

Une étude internationale réalisée par D. Desjeux, I. Fabre et J. Simongiovani, en 1996[9], montre différentes conceptions de la diarrhée selon les pays.

---

[8] TMC Consulting Group, *L'évaluation finale qualitative du projet Zinc American Idol dans le Région de Sikasso*, 2009

[9] D. Desjeux, I. Fabre et J. Simongiovani, *Anthropologie d'une maladie ordinaire : étude de la diarrhée de l'enfant en Algérie, Thaïlande, Chine et Egypte, l'Harmattan*, 1996

Quand la diarrhée est perçue comme une maladie, selon Desjeux, elle peut être considérée de trois façons :

- Comme une maladie fréquente, banale, qui ne suscite pas l'inquiétude de l'entourage de façon systématique ;
- Comme une maladie qui peut être bénigne : elle se guérit seule dans de nombreux cas ;
- Comme une maladie grave ou très grave, qui peut parfois entraîner la mort de l'enfant.

Cependant, quel que soit le pays, quelques observations permettent d'évaluer le passage d'une diarrhée simple à une diarrhée grave :

- L'aggravation et la persistance des signes initiaux ;
- Une modification dans le comportement de l'enfant ;
- L'apparition de nouveaux signes. Exemple : trace de sang, fièvre, vomissement, etc.

Ces différentes perceptions déterminent l'itinéraire.

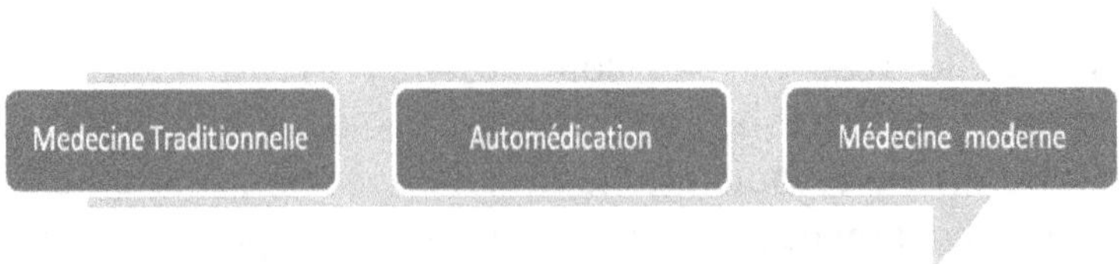

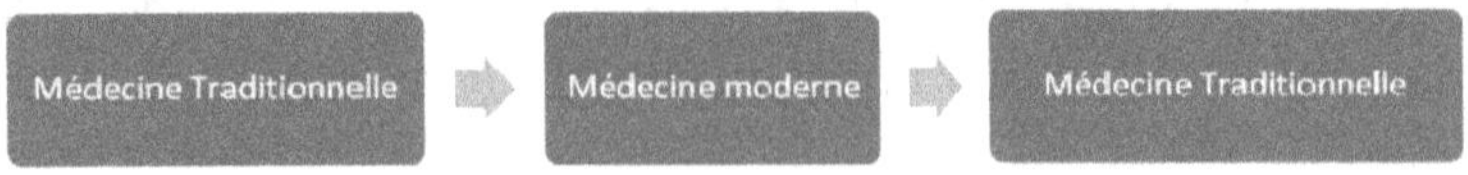

c) Le coût pressenti

Une étude menée par Tiéman Diarra[10] dans le quartier de Bankoni de Bamako en 1988-1989 montre que le recours à

[10] Tiéman Diarra, *Représentations et itinéraires thérapeutiques dans le quartier de Banconi*, in : Joseph Brunet-Jailly, *Se soigner au Mali : une contribution des sciences sociales : douze expériences de terrain*, Paris, Karthala, ORSTOM, 1993.

la Médecine traditionnelle et aux tradithérapeutes n'est pas forcement lié au coût. Il explique que : « *Ce n'est pas seulement une question de prix, parce que la Médecine Moderne ne coûte pas systématiquement plus cher que la Médecine traditionnelle ; mais l'accessibilité économique a d'autres aspects que le prix : le tradithérapeute offre souvent des prestations à la carte, en fonction du statut du malade, de ses relations avec le malade ou sa famille, de la notion de gravité, liée aux représentations de la maladie* ». Le rôle des représentations est beaucoup plus profond : elles ne servent pas seulement à expliquer quelques exceptions à une règle selon laquelle les recours seraient essentiellement déterminés par le pouvoir d'achat des malades ou de leurs familles : elles servent à expliquer tous les recours et tous les itinéraires thérapeutiques.

d) L'efficacité symbolique

La médecine biomédicale soigne le corps, mais elle ne soigne pas la personne insérée dans ses liens sociaux avec la communauté, son environnement et ses croyances. La maladie au-delà de son aspect biologique est aussi une construction sociale qui a besoin d'être comprise, expliquée et soignée. Que ce soit en Europe ou en Afrique, certains patients mettent en cause les effets secondaires de la biomédecine (à court et à long terme) « *petite dose de poison qu'on met dans le corps* ». Le recours aux plantes symbolise la nature par opposition à la chimie, l'artificiel. La Médecine traditionnelle, alternative, douce, quelle que soit l'appellation… le recours à cette forme de médecine s'explique aussi par son approche globale, holistique.

e) La tranche d'âge des patients

Une étude[11] réalisée par le laboratoire Espace Société et Santé de l'EHESP sur l'accès aux soins dans le quartier Djikoroni Para montre que le recours à la Médecine traditionnelle est aussi fonction de l'âge du malade. En effet, dans le cas des maladies infantiles, les parents font recours à la Médecine traditionnelle, aux plantes. On observe le même comportement chez les personnes âgées. Ces pratiques s'expliquent par le fait que les familles, notamment les mamans sont dépositaires d'une tradition de soin pour enfants. Pour les personnes âgées, bien sûr, le comportement est lié à la tradition, mais il est lié aussi à une vision du monde que la médecine moderne n'arrive pas à expliquer.

Conclusion

Au terme de ce travail de réflexion sur la Médecine traditionnelle africaine et les Arts divinatoires, l'idée maîtresse de cet article est une tentative de compréhension de l'Homme dans son contexte social. La Médecine traditionnelle africaine reste l'une des voies d'analyse de nos sociétés. Elle met en lumière notre passée, détermine notre présent et ouvre la voie des futurs possibles. Il s'agit en termes de recherche de dépasser l'opposition entre Médecine moderne/Médecine traditionnelle, mais de comprendre et d'expliquer les logiques d'actions. Au-delà des soins, l'homme est à la quête de santé pour ne pas dire de bien-être et de qualité de vie. La nouvelle santé publique nous donne déjà cette opportunité de penser l'homme avec une approche globale et intégrée dans son contexte social. Telle est la philosophie qui nous a guidés à la création de l'EHESP Mali.

---

[11] Bakary Toumanion et Birama Bagayogo, *L'accès aux soins dans le quartier de Djikoroni*, Espace Société Santé, EHESP Mali, 2010

Bibliographie

1. Blé Marcel Yoro, *Rôle de l'anthropologue dans la revalorisation de la Médecine traditionnelle africaine*, Université de Cocody-Abidjan, 2010.

2. Desjeux D., Fabre I. et Simongiovani J., *Anthropologie d'une maladie ordinaire : étude de la diarrhée de l'enfant en Algérie, Thaïlande, Chine et Egypte*, l'Harmattan, 1996

3. Diarra Tiéman, *Représentations et itinéraires thérapeutiques dans le quartier de Banconi*, in : Joseph Brunet-Jailly, *Se soigner au Mali : une contribution des sciences sociales : douze expériences de terrain*, Paris, Karthala, ORSTOM, 1993.

4. Dozon Jean P., *Ce que valoriser la Médecine Traditionnelle veut dire*, in : *Politiques de santé*, Politique Africaine, 1987, (28), p. 9-20.

5. Hours Bernard, *Socio-Anthropologie, Vingt ans de développement de l'anthropologie médicale en France*, Socio- Anthropologie, 5, 1999, URL : http://socio-anthropologie.revues.org/50.

6. OMS, Médecine Traditionnelle, Définitions, http://www.who.int/topics/traditional_medicine/fr/

7. OMS, *Primary health care: Report of the International Conference on Primary Health Care of Alma-Ata, Geneva*, 1978.

8. OMS, *Stratégie pour la Médecine Traditionnelle pour 2014-2023*, OMS, Genève, 2013.

9. TMC Consulting Group, *L'évaluation finale qualitative du projet Zinc American Idol dans le Région de Sikasso*, Rapport d'évaluation, 2009

10. Toumanion Bakary et Birama Bagayogo, *L'accès aux soins dans le quartier de Djikoroni*, Espace Société Santé, EHESP Mali, 2010

Titre II

Rôle de la Médecine traditionnelle dans les Soins de Santé Primaires au Mali

Rokia SANOGO, Pharm.D, Ph.D, Enseignant Chercheur, Prof titulaire de Pharmacognosie, Faculté de Pharmacie de l'Université des Sciences, Techniques et Technologies de Bamako, Cheffe du Département Médecine traditionnelle de l'INRSP

L'article porte sur le Rôle de la Médecine traditionnelle dans les Soins de Santé primaires au Mali. Après avoir donné les principales définitions concernant la Médecine Traditionnelle, l'article présente le rôle de la médecine traditionnelle dans les Soins de Santé primaire et analyse le Système traditionnel de Santé, tout en mettant en exergue l'importance de la divination pour identifier la nature et les origines de la maladie, pour poser le diagnostic et pour choisir la thérapie la plus adaptée. Par la suite, l'article passe en revue l'expérience malienne de valorisation des ressources de la médecine traditionnelle. En perspective, il s'agira de mettre l'accent sur la formalisation de la prise en compte des ressources de la médecine traditionnelle dans la pyramide sanitaire et sur le renforcement de la recherche pour la mise au point des Médicaments traditionnels améliorés. C'est ainsi que la médecine traditionnelle pourra apporter sa contribution de taille au développement humain durable au Mali et en Afrique.

Introduction

En Afrique, la Médecine traditionnelle constitue une composante très importante du patrimoine culturel vivant, profondément ancrée dans l'histoire, dans la culture et dans les croyances des populations, qui détermine les aptitudes et les comportements face aux évènements personnels, familiaux et sociaux de la vie quotidienne. Bien au-delà des seuls problèmes de santé individuels, elle participe à la culture et aux traditions locales, aux connaissances, aux orientations et aux comportements collectifs, aux sentiments et aux certitudes populaires.

1. Définitions

Le Document de Politique nationale de Médecine traditionnelle du Mali [[1]] définit la Médecine traditionnelle comme l'ensemble de toutes les connaissances et de toutes les pratiques, explicables ou non, transmises de génération en génération, oralement ou par écrit, utilisées dans une société humaine pour diagnostiquer, prévenir ou éliminer un déséquilibre du bien-être physique, mental, social, moral et spirituel.

Les acteurs de la Médecine traditionnelle sont le Thérapeute traditionnel, l'Herboriste et l'Accoucheuse traditionnelle. Ils constituent, de par leur nombre, de par leurs connaissances et de par leur répartition, les premiers maillons du réseau sanitaire au Mali et en Afrique :

(i) Le Thérapeute traditionnel est une personne reconnue par la collectivité dans laquelle elle vit, comme compétente pour dispenser les soins de santé, grâce à l'emploi de substances végétales, animales et minérales, et d'autres méthodes basées sur le fondement socioculturel et religieux, aussi bien que sur les connaissances, comportements et croyances liés au bien-être physique, mental, social et spirituel, ainsi qu'aux causes des maladies et invalidités prévalant dans la collectivité.

(ii) L'Herboriste est une personne qui détient des connaissances sur les plantes médicinales et en exerce le commerce à une place fixe, de préférence dans un marché.

(iii) L'Accoucheuse traditionnelle est une personne qui est réputée dans son entourage pour aider les mères pendant l'accouchement et dont la compétence provient d'un héritage familial ou de son apprentissage auprès d'autres accoucheuses traditionnelles. Elle est d'ordinaire une femme d'âge mûr qui a mis au monde des enfants vivants. Elle parle donc les langues locales et comprend le système religieux et culturel de la communauté, dont elle fait aussi partie intégrante.

2. Médecine traditionnelle et Soins de Santé primaires

La « *Déclaration d'Alma Ata* » de 1978 [[2]] et plusieurs prises de position pertinentes de l'OMS et d'autres organismes internationaux mettent en relief l'importance que revêtent la Médecine traditionnelle et les Thérapeutes traditionnels, y compris les Accoucheuses traditionnelles, dans le cadre des Soins de Santé Primaires.

La résolution « *Promouvoir le rôle de la Médecine traditionnelle dans les systèmes de santé : Stratégie de la Région africaine* » adoptée par la 50ème session du Comité régional de l'Afrique en août 2000 [[3]], a affirmé qu'environ 80% de la population des Etats membres utilisent la Médecine traditionnelle pour leurs besoins en matière de soins de santé.

En 2002, « *La stratégie de Médecine traditionnelle de l'OMS pour 2002-2005* » [[4]] a encouragé l'intégration dans les systèmes de santé des pratiques médicales et des remèdes traditionnels qui ont donné la preuve de leur innocuité, de leur efficacité et de leur qualité ainsi que la production de cette preuve lorsque celle-ci fait défaut.

La « *Déclaration de Ouagadougou en 2008* » [[5]] et « *Le Document de Stratégie de l'OMS pour les années 2014-*

2023 » [6] confirment ces choix stratégiques. Pour sa part, l'Organisation ouest-africaine de la Santé [7], qui est elle aussi fortement engagée dans la promotion de la médecine traditionnelle dans la région ouest-africaine, dénonce le manque de cadre réglementaire et législatif et l'insuffisance de dialogue entre les praticiens de la médecine traditionnelle et le personnel de santé, qui constituent des obstacles à l'intégration de la médecine traditionnelle dans les systèmes de santé des États membres.

2.1. L'intégration de la Médecine traditionnelle

On entend par « *intégration* » de la Médecine traditionnelle dans le système de santé l'accroissement de la couverture de soins de santé par le biais de la collaboration, de la communication, de l'harmonisation et de la mise en place de partenariats entre les systèmes de médecine conventionnelle et traditionnelle, tout en garantissant les droits de propriété et la protection des connaissances autochtones.

L'intégration, ou mieux, « *l'articulation* » [8] des deux systèmes, médecine traditionnelle et médecine moderne, doit concerner aussi bien l'utilisation des remèdes et techniques traditionnels de soin, que la mise en place de cadres de concertation des tradithérapeutes et des accoucheuses traditionnelles avec l'équipe sanitaire et leur prise en compte dans le dispositif de prévention et de prise en charge de la maladie dans la communauté.

Autrement dit, il ne s'agit pas de chercher à dépouiller simplement les tradithérapeutes de leurs connaissances et de leurs remèdes, pour améliorer les performances du système moderne, mais d'organiser et évaluer une articulation réelle entre les deux systèmes, considérés comme complémentaires, chaque système gardant sa spécificité et son autonomie.

Nous tenons à souligner que cette articulation ne peut pas fonctionner s'il n'y a pas, d'un côté, un système conventionnel de santé efficient, efficace, accessible géographiquement et économiquement et culturellement préparé ; de l'autre côté, un système de médecine traditionnelle organisé et disposé à la collaboration. Il faut cependant faire attention à ne pas transformer les détenteurs du savoir traditionnel de santé en agents de santé de premier niveau.

Mais, a priori, l'entreprise n'est-elle pas hasardeuse ? Ne s'attaque-t-on pas à un problème dont la nature est complexe ? Que peut-on attendre d'une médecine empirique à une époque où la médecine moderne a accompli des progrès considérables en faveur de la santé des hommes, des femmes et des enfants de tous les pays ?

Une approche rationnelle à la réponse à ces questions doit nous conduire à examiner les motivations de la valorisation de la médecine traditionnelle et à analyser le système traditionnel de santé et ses perspectives d'avenir.

2.2. Le Système traditionnel de Santé

Le Système traditionnel de Santé est constitué d'ensembles sociaux et culturels ouverts, dynamiques, changeants. Les connaissances traditionnelles diffèrent des connaissances dites scientifiques par leurs méthodes d'acquisition et leurs moyens d'expression. Il y a quand même, aussi pour les connaissances traditionnelles, l'acquisition du savoir, la recherche du savoir, l'évolution du savoir, l'accumulation du savoir et la transmission du savoir.

L'école traditionnelle de santé est réservée, initiatique, stratifiée. Chaque stade correspond à une étape de la connaissance. Cet enseignement est sacré et ne peut pas être divulgué à tous. Par contre, la connaissance scientifique moderne est, elle, au moins en théorie, ouverte à tous.

Il ne faut pas toujours oublier que les médecines de tradition sont des ensembles nés du local, du social et du culturel et que, par conséquent, elles évoluent avec l'évolution de la société. Un travail de compréhension de la médecine traditionnelle doit donc observer et considérer dans toute leur importance les effets produits par les changements socioculturels en cours. Différents cas de figure illustrent aujourd'hui le paysage traditionnel de santé :

- La médecine traditionnelle populaire, basée sur des connaissances largement acquises et partagées, qui permettent aux non-initiés de se procurer, par la cueillette ou par l'achat sur les marchés auprès des herboristes, les plantes médicinales ou d'autres substances pour le traitement des maladies les plus courantes ;
- La médecine traditionnelle savante, dispensée par les thérapeutes traditionnels, c'est-à-dire par des initiés. Elle comporte des traitements à base de substances naturelles, mais souvent aussi d'autres interventions, comme des incantations et des sacrifices.

Il y a aussi des charlatans, malheureusement de plus en plus nombreux en fonction de l'urbanisation et de la monétarisation de la société, qui profitent de la crédulité des populations et de la bonne réputation des initiés.

2.2.1 La divination.

Pendant leurs visites, en plus de l'observation, de l'interrogatoire et de la palpation du patient, les acteurs de la médecine traditionnelle savante utilisent souvent la divination. D'abord pour l'identification de la nature, de l'origine et des causes de la maladie : naturelles, surnaturelles ou humaines. Ensuite, pour le pronostic, c'est-à-dire pour connaître l'issue favorable ou fatale de la maladie. En fin, pour le diagnostic et la thérapie, c'est-à-dire pour reconnaître la maladie et identifier les traitements plus efficaces : non seulement les plantes, mais aussi les incantations et les sacrifices qui doivent les accompagner et les interdits qu'il ne faut pas négliger. La divination peut aussi être utilisée au cours du suivi de l'évolution de la maladie, pour déterminer des éventuels changements à apporter aux traitements. La divination permet surtout au tradithérapeute de compléter les informations par rapport aux relations du patient avec son environnement familial et social, mais aussi culturel, religieux et métaphysique, lui permettant d'identifier et de réparer les différents déséquilibres du bien-être physique, mental, social, moral et spirituel qui ont été à l'origine de la maladie. Les techniques de divination les plus utilisées au Mali sont la Géomancie [9] et le Jet des Cauris [10]. La première est exclusivité des hommes, tandis que le deuxième est très utilisé aussi par les femmes.

La Géomancie, ou « *divination par la terre* » est fondée sur l'analyse de figures composées par la combinaison de points, dessinés sur du sable par le divin. La méthode de tirage consiste à aligner, sur le sable, quatre lignes superposées de points tracés au hasard, puis de faire le décompte de chaque ligne de points. D'une ligne impaire résulte un point unique, et d'une ligne paire un point double. Cette opération, répétée quatre fois, permet d'obtenir quatre figures, qui sont en général appelées les « Quatre Mères ». D'elles découlent, par un système complexe de report de points, les onze autres figures de l'oracle. Ces quinze figures sont réparties en douze « Maisons », deux « Témoins », droit et gauche, et un « Juge ». L'oracle peut être complété par une seizième figure, la « Sentence ». L'interprétation de l'oracle permet aux tradithérapeutes d'obtenir les différentes réponses par rapport à la maladie concernée : l'origine, le pronostic, le diagnostic, les sacrifices, les incantations, le traitement et les interdits à respecter.

Le Cauri est un petit coquillage blanc, avec une fente d'environ trois centimètres, découvert pour la première fois dans les îles Maldives. Il est connu dans l'univers scientifique comme le *Cypraea moneta.* Il doit son nom scientifique au fait qu'il était utilisé comme monnaie. Il est fortement apprécié dans le domaine de l'art et de la magie. Le cauri est aujourd'hui au Mali l'objet de divination par excellence, dont l'utilisation est la plus accessible et la plus répandue. Généralement, le devin procède à plusieurs jets d'un certain nombre de cauris et fait son interprétation selon les positions qu'ils prennent. Pour interpréter les jets des cauris, il est bien de savoir que la face avec la fente représente à la fois une réponse positive, mais également le côté féminin. La face bombée représente par contre le côté masculin et une réponse négative. La disposition des Cauris peut correspondre aussi à des signes géomantiques. C'est ainsi que le tradithérapeute peut obtenir les réponses aux différentes questions sur la maladie par rapport à l'origine, le pronostic, le diagnostic, les sacrifices, les incantations, le traitement et les interdits.

2.3. Médecine moderne et Médecine traditionnelle

Les approches nouvelles de la santé et de la maladie de la médecine dite moderne sont portées par l'épidémiologie, la biologie moléculaire, la génétique, l'immunologie… Ces savoirs nouveaux ont incontestablement permis, en peu de temps, des progrès immenses. On pourrait faussement penser qu'ils jettent de l'ombre sur des savoirs plus anciens, simplement parce que ceux-ci ne trouvent pas immédiatement les développements permettant leur valorisation. Tout au contraire, la prise en compte des connaissances populaires et initiatiques que les communautés ont de l'utilisation, par exemple, des plantes médicinales, à condition d'être effectuée à la lumière des nouveaux acquis de la science, peut permettre l'ouverture d'importantes perspectives thérapeutiques nouvelles.

Il est aujourd'hui urgent que la médecine et la pharmacopée traditionnelles d'Afrique, vers lesquelles les 80% de nos populations continuent à se tourner même aujourd'hui pour des raisons d'ordre socioculturel, socio-économique et sanitaire, soient effectivement valorisées. La sauvegarde même de la crédibilité des chercheurs africains impliqués dans ces programmes de recherche en est en cause, tant vis-à-vis des autorités que des populations.

Les pratiques de la Médecine traditionnelle ont existé en Afrique bien avant l'arrivée de la médecine conventionnelle. Elles ont résisté à la colonisation, malgré les dispositions prises en cette période pour supprimer sa pratique. Réservoir de connaissances, de philosophie et de cosmogonie encore substantiellement inexploité, la médecine traditionnelle non seulement offre des possibilités de traitements efficaces et accessibles pour les pathologies prévalant dans les communautés, mais constitue aussi un héritage culturel national et un moyen de relier les populations à leur propre histoire et à leur propre culture.

L'utilisation de la Médecine traditionnelle est très courante dans les milieux ruraux et même dans les villes africaines. Elle a prouvé son efficacité dans le traitement de nombreuses maladies. C'est la raison pour laquelle elle survit et tend même à se développer parallèlement et de façon complémentaire à la médecine conventionnelle. Malgré les succès enregistrés dans le domaine de la médecine conventionnelle et les efforts réalisés par les structures publiques et communautaires à différents niveaux pour améliorer la couverture sanitaire et la qualité des soins, la situation sanitaire des populations africaines reste préoccupante. C'est ainsi que la médecine traditionnelle reste encore aujourd'hui le premier recours des populations africaines.

3. L'expérience du Mali.

3.1 Historique [11, 1]

Depuis les temps reculés, l'homme a toujours eu une relation intime avec la nature pour la satisfaction de ses besoins alimentaires. Pour se soigner, il a appris à ses dépens à discerner les ressources végétales et animales nécessaires à sa survie. Pour cela, il s'est inspiré des animaux, de son expérience et, parfois, de son imagination. C'est pour cela que parfois les utilisations des plantes se sont révélées tragiques.

Pendant la période coloniale, des explorateurs et botanistes comme René Caillé, Auguste Chevalier, Michel Adanson, etc., lors de leurs voyages ont rédigé des écrits sur les plantes du Mali. Des pharmaciens de l'armée coloniale, comme le pharmacien capitaine Soula, ont eux aussi écrit sur la médecine traditionnelle et les plantes médicinales du Mali. Les cahiers des vacances des élèves de l'Ecole William Pointy, sont également des documents intéressants sur la médecine traditionnelle.

En 1920, le premier recueil « soudanais » de recettes médicinales a été élaboré par Dominique Traoré [12], intitulé « *Médecine et magie africaine ou comment le noir se soigne-t-il ?* ». Pour illustrer l'abondance des plantes médicinales dans nos pays, Dominique Traoré, que nous pouvons considérer comme le père de l'ethnomédecine malienne, disait : « *Dans des villages reculés, nous avons, en utilisant uniquement les plantes, sauvé plusieurs vies humaines au cours de nos voyages de prospection. Et ces plantes, on ne les cherche pas, il y en a partout. Il suffit de tendre la main pour les cueillir. Aussi quel est notre étonnement toutes les fois que nous entendons dire : «* Tel médicament manque », *alors que la plupart du temps, le remède dont l'absence est déplorée, est dans la cour du Centre de Santé ».*

Depuis 1957, le futur ministre de la Santé, Dr Sominé Dolo, défendait une approche novatrice de la santé publique, consistant à ne plus mettre en œuvre une politique sanitaire exclusivement basée sur les ressources de la médecine occidentale, mais plutôt à chercher à y intégrer les praticiens traditionnels de santé dont on avait estimé le nombre à 1 pour 500 habitants.

C'est à partir de 1963 que deux pharmaciennes vietnamiennes, Mmes Chân-Hai et Phouc, ont ouvert la voie aux essais préliminaires de phytochimie sur les plantes médicinales du Mali.

Ces idées et expériences ont été mises en valeur par des pionniers, parmi lesquels nous pouvons citer le prof. Mamadou Koumaré, qui a développé la recherche scientifique sur la médecine traditionnelle malienne.

C'est ainsi que, depuis les indépendances, le Mali a affirmé une réelle politique de valorisation de ses médecines de tradition par la création en 1968 de l'Institut National de Phytothérapie et Médecine traditionnelle, au sein de la section Recherche et Contrôle de la Division d'Approvisionnement pharmaceutique.

En 1973, cette structure devint Institut National de Recherche sur la Pharmacopée et la Médecine Traditionnelle (INRPMT) avec pour mission l'étude des plantes médicinales et de tout autre produit ou procédé utilisé dans la médecine traditionnelle. L'INRPMT était placé sous l'autorité du ministre chargé de la Santé publique. Depuis 1974, les premières associations de thérapeutes traditionnels ont été mises en place.

En 1981, avec la création de l'Office Malien de Pharmacie, l'INRPMT devint Division Médecine Traditionnelle au sein de cet ensemble. Depuis 1981, le DMT a été un Centre Collaborateur de l'OMS en matière de médecine traditionnelle. En 1986, la Division Médecine Traditionnelle devint un Département de l'Institut National de Recherche en Santé Publique.

A partir de 1990, avec le vent de la démocratie, les Associations de Thérapeutes et Herboristes Traditionnels se sont multipliées au Mali. En mars 2002, les délégués des différentes associations en assemblée ont décidé de donner naissance à la Fédération malienne des Thérapeutes traditionnels et des Herboristes (FEMATH). Actuellement, la FEMATH est présente dans toutes les régions du Mali et compte 135 Associations membres et plus de 8.400 tradithérapeutes associés.

3.2 Situation actuelle

Aujourd'hui, la politique malienne de valorisation des ressources de la médecine traditionnelle [[1]] est fondée sur plusieurs points forts :

- L'existence d'un cadre réglementaire concernant les activités traditionnelles de soins, la production et la commercialisation de médicaments à base de plantes médicinales ;
- L'existence d'une structure technique du ministère de la Santé chargée de gérer cette politique ;
- La recherche sur la pharmacopée traditionnelle pour parvenir à la disponibilité de médicaments à base de plantes médicinales locales sûrs, efficaces et accessibles ;

- L'inventaire et la sauvegarde des peuplements naturels de plantes médicinales et le début de tests de domestication ;
- La disponibilité des agents de santé de la médecine conventionnelle et des thérapeutes traditionnels à collaborer, dans le cadre de recherches opérationnelles sur l'articulation entre les deux systèmes de santé, afin de produire une amélioration réelle de l'état de santé des populations ;
- L'intérêt porté aux différents aspects culturels de la médecine traditionnelle par les institutions maliennes et étrangères de formation et de recherche et l'existence de « trésors vivants » de la médecine traditionnelle ;
- L'appui aux associations des thérapeutes traditionnels, pour favoriser la conservation du savoir traditionnel et protéger la profession de thérapeute traditionnel face à la monétarisation et au charlatanisme qui se répandent à cause de l'urbanisation, la monétarisation et de la crise des valeurs traditionnelles ;
- L'existence à différents niveaux d'activités de formation et recherche sur la médecine traditionnelle dans un cadre d'une collaboration partenariale nationale, sous régionale et internationale.

3.2.1. Cadre législatif et réglementaire de la Médecine traditionnelle au Mali

- Le Décret n° 94-282/PRM du 15 août 1994 [[13]] détermine les conditions d'ouverture de Cabinets privés de consultation et de soins traditionnels, d'herboristeries et d'unités de production de Médicaments traditionnels améliorés.
- L'Arrêté n° 95-1319/MSS-PA du 22 juin 1995 [[14]] fixe les règles d'organisation et de fonctionnement des Cabinets privés de consultation et de soins traditionnels, d'herboristeries et d'unités de production des médicaments traditionnels améliorés.

- Le Décret n° 95-009/P-RM du 11 janvier 1995 [15] instituant un visa des produits pharmaceutiques accorde dans son article 8, une dérogation à ses dispositions dès lors que la demande concerne un médicament traditionnel à base de plantes.
- La Loi d'Orientation sur la Santé [16] prévoit les médicaments traditionnels dans le cadre de la Politique pharmaceutique nationale.

3.2.2. Département de Médecine traditionnelle

Le Département Médecine Traditionnelle (DMT) [1] de l'Institut National de Recherche en Santé Publique est la structure technique du Ministère de la Santé qui gère la politique malienne de valorisation des ressources de la Médecine Traditionnelle : en plus de la recherche scientifique pour la production de Médicaments Traditionnels Améliorés (MTA) à partir des recettes traditionnelles, le DMT s'occupe aussi de suivre et d'évaluer le travail et l'organisation des thérapeutes traditionnels. Le DMT est représenté au niveau régional (Mopti), par le Centre Régional de Médecine Traditionnelle de Bandiagara. Le DMT s'occupe surtout de la valorisation scientifique des plantes médicinales de la Flore malienne. Cette valorisation doit conduire notamment à la mise au point de médicaments à base de plantes, avec les mots-clés : sécurité, efficacité, qualité.

3.2.3. Les Médicaments traditionnels améliorés

Les MTA [1] sont en effet des médicaments issus de la pharmacopée traditionnelle malienne, à limites de toxicité déterminées, à activité pharmacologique confirmée par la recherche scientifique, à dosage quantifié et à qualité contrôlée.

Le Mali est l'un des rares pays africains où des médicaments issus de la Médecine traditionnelle locale sont officiellement autorisés. Les remèdes traditionnels recensés lors des enquêtes ethnobotaniques, ont fait l'objet d'études botaniques, phytochimiques, pharmacologiques et toxicologiques en vue de la production des MTA. Des travaux de recherche ont été ainsi effectués sur une vingtaine de plantes médicinales par le biais de thèses à l'Ecole Nationale de Médecine et de Pharmacie.

Les succès de ces recherches sur la pharmacopée traditionnelle au Mali sont tout à fait indiscutables : douze médicaments à base de plantes ont été expérimentés au Département Médecine traditionnelle ainsi que dans d'autres formations sanitaires. Ces MTA, après avis du Comité Scientifique et Technique de l'INRSP, ont reçu l'Autorisation de Mise sur le Marché et sont commercialisés au Mali. C'est ainsi que, depuis 1979, le DMT produit et commercialise les MTA. Depuis 1990, les MTA constituent un apport spécifique de la Médecine Traditionnelle à l'amélioration de l'accès aux Médicaments Essentiels prévu dans le cadre de la mise en place de l'Initiative de Bamako.

Sept MTA en huit présentations, ainsi sont aujourd'hui mentionnés dans la liste des Médicaments Essentiels au Mali et dans le Formulaire Thérapeutique National [[17]] et sont en principe disponible dans les Pharmacies et dans les Dépôts des Centres de Santé communautaires. D'autres dossiers sont en cours de finalisation.

Les prix des MTA sont nettement concurrentiels par rapport aux spécialités équivalentes existantes sur le marché. Les MTA participent également à faciliter la communication entre les systèmes de médecine traditionnelle et conventionnelle.

La liste des MTA actuellement autorisés est mentionnée dans le tableau suivant.

Description	Forme d'utilisation	Classe Thérapeutique
1. Balembo sirop Adultes	Sirop	Antitussifs
2. Balembo sirop enfants	Sirop	Antitussifs
3. Dysenteral sachets	Tisane	Antiamibiens
4. Gastrosédal sachet	Poudre	Antiulcéreux
5. Hépatisane sachets	Tisane	Cholérétiques
6. Laxa Cassia sachets	Tisane	Laxatifs
7. Malarial sachets	Tisane	Antipaludiques
8. Psorospermine	Pommade	Anti-eczémateux

D'autres MTA pour la prise en charge du Diabète (Diabetisane sachets), de l'HTA (Diurotisane sachets), des affections hépatiques (Samanere sachets), de la Drépanocytose (Fagara gélules), des dermatoses (Mitradermine pommade), des rhumatismes (Sécoudol pommade), etc. vont bientôt s'ajouter.

3.2.4. Difficultés pour le développement de nouveaux MTA.

- Malgré l'existence d'une quantité importante d'informations de qualité sur les plantes médicinales de la pharmacopée traditionnelle locale, des nouveaux MTA tardent à voir le jour.
- Le DMT s'occupe à la fois de recherche, de production et de distribution des MTA.
- Le secteur privé n'est pas suffisamment concerné par la production et la distribution des MTA.
- La disponibilité de matière première végétale n'est pas suffisante à une production à grande échelle des MTA.

- L'utilisation des MTA dans les structures sanitaires publiques, privées et communautaires n'est pas suffisamment développée.

3.2.5 Expériences d'articulation des deux systèmes.

Il existe au Mali plusieurs expériences positives de recherches opérationnelles dans le domaine de l'articulation des deux systèmes pour la prise en charge des problèmes prioritaires de santé. La liste ne prétend pas être exhaustive.

- Le Centre Régional de Médecine traditionnelle de Bandiagara a opéré dans le domaine de la prise en charge des troubles psychiatriques et de l'épilepsie, dans le cadre d'un Projet de collaboration entre le CRMT, le Centre de Santé de Cercle de Bandiagara et l'Association des Thérapeutes traditionnels du Pays Dogon, avec l'appui technique et financier de la Coopération Sanitaire italienne (1988-90) [18,19]
- La référence par les thérapeutes traditionnels des cas graves de paludisme chez les enfants a permis une réduction substantielle de la mortalité due aux accès pernicieux. Le projet a été développé à Bandiagara en collaboration entre le CRMT et le Centre de Santé de Cercle avec l'appui technique et financier de la GTZ e du MRTC (1997-2002) [20].
- Un suivi rapproché des activités des traumatologues traditionnels a permis d'évaluer l'importance et l'efficacité de leur travail, dans le cadre d'un projet d'appui au CRMT et aux Associations des Thérapeutes traditionnels du Pays Dogon, avec le support technique et financier de *Terra Nuova/GRT/ORISS/Coopération italienne* (2000-2001) [21].
- La valorisation du rôle des accoucheuses traditionnelles autour du système de prise en charge des urgences obstétricales a permis d'améliorer la couverture en accouchements assistés et l'accès au système des

urgences. Des expériences ont été menées dans les Cercles de Kolokani (*Terra Nuova* 1999-2001 ; Banque Mondiale 2003-2004), de Bandiagara (*Terra Nuova*/Coopération italienne, 2002-2003), de Kadiolo (Coopération Suisse 2001-2009), de Kolokani et de Sikasso (Projet HURAPRIM, Union Européenne, 2012-2015) [[22, 23]].

- Une collaboration soutenue entre chercheurs du DMT, d'Antenne Technologies (Suisse) et d'*Aidemet* Ong avec les acteurs de la médecine traditionnelle a permis la mise au point d'un nouveau Médicament traditionnel amélioré pour le traitement du Paludisme (2002-2010, financement Coopération Suisse et autres) [[de 24 à 29]].
- La collaboration entre les acteurs des deux systèmes de santé a été aussi développée pour la prise en charge du VIH-SIDA, entre autres dans le cadre du projet du DMT : Médecine traditionnelle et lutte contre le VIH-SIDA (Financement BAD, 2008-2011).
- La prise en compte des acteurs de la Médecine traditionnelle dans la prévention et la riposte à la Maladie à Virus Ebola (Bamako, Kangaba et autres zones frontalières avec la Guinée, 2014-2016, a été développée par l'Alliance della Société Civile, grâce au financement OMS et Arche Nova-German Humanitarian Assistance) [[30, 31]]

Sur la base de ces expériences et d'autres, et d'un plaidoyer constant effectué par la FEMATH et ses partenaires, le Plan Décennal de Développement sanitaire et social 2014-2023 [[32]] prévoit parmi ses objectifs stratégiques et ses interventions prioritaires le développement et la promotion de la Médecine traditionnelle.

Conclusion et perspectives

La Médecine traditionnelle est une pratique très ancienne qui est encore très ancrée dans les milieux ruraux et même dans les villes en Afrique et au Mali. Fondée principalement, mais non exclusivement, sur la phytothérapie, elle a prouvé son efficacité dans le traitement de nombreuses maladies. C'est la raison pour laquelle elle survit et se développe parallèlement et de façon complémentaire à la médecine conventionnelle. Malgré les progrès dans le domaine de maîtrise de beaucoup de maladies, face à l'avènement de nouvelles maladies émergentes, la prise en compte des ressources de la Médecine traditionnelle est l'un des moyens plus sûrs, plus efficaces et moins chers pour atteindre une couverture sanitaire totale en Afrique. Pour cela, il faut que les activités de valorisation des ressources de la médecine traditionnelle soient suffisamment prises en compte, avec des financements conséquents, dans les Programmes de Développement sanitaire et social en Afrique et au Mali. Il faudrait aussi que des stratégies consensuelles permettant la réalisation, l'évaluation d'impact et la diffusion d'activités prenant en compte les ressources de la médecine traditionnelle dans les domaines prioritaires de santé soient élaborées, validées et adoptées.

La Médecine traditionnelle jouit aujourd'hui d'un regain d'intérêt que nous devons exploiter dans les domaines socio-sanitaire et économique pour un développement durable, éco-soutenable et culturellement accepté par les communautés d'Afrique. Dans ce cadre, la production de médicaments à base de matières premières végétales locales offre plusieurs avantages significatifs :

- Validation des connaissances ancestrales, élément du patrimoine culturel ;
- Limitation des importations et donc diminution de la fuite des devises ;
- Création d'emplois à plusieurs niveaux ;
- Accessibilité pour la population à des médicaments sûrs, efficaces et à un prix accessible ;

- Possibilité d'exportation dans la sous-région Ouest africaine et ailleurs ;
- Protection et conservation de l'environnement naturel et de la biodiversité.

Ainsi la Médecine Traditionnelle pourra apporter une contribution de taille au développement humain durable en Afrique. Pour ce faire, il y aura lieu de formaliser la prise en compte des ressources de la médecine traditionnelle au niveau de la pyramide sanitaire. Il faudra également l'implication de différents partenaires pour une valorisation des résultats des recherches sur la valorisation de la Médecine Traditionnelle. Il faudra aussi promouvoir la production à grande échelle des MTA, protéger les sites de peuplements naturels, promouvoir la domestication des plantes médicinales et protéger les droits de propriété intellectuelle individuelle et collective des détenteurs des savoirs traditionnels de santé.

Bibliographie

1. MS, *Politique Nationale de Médecine Traditionnelle au Mali*, octobre 2005.

2. OMS, *Primary health care: Report of the International Conference on Primary Health Care of Alma-Ata, Geneva*, 1978.

3. OMS, Bureau Régional pour l'Afrique, *Promotion du rôle de la médecine traditionnelle dans le système de santé : stratégie de la Région Africaine*, Harare (Zimbabwe), 2001.

4. OMS, *Stratégie de pour la Médecine traditionnelle pour 2002-2005*, Genève, 2002.

5. Déclaration de Ouagadougou sur les Soins de Santé Primaires et les Systèmes de Santé en Afrique : *Améliorer la Santé en Afrique au cours du nouveau Millénaire*, Conférence Internationale sur les Soins de Santé Primaires et les Systèmes de Santé en Afrique, Ouagadougou (Burkina Faso), avril 2008.

6. *Stratégie de l'OMS pour la Médecine Traditionnelle pour 2014-2023*, OMS ; Genève, 2013.

7. Busia K, Kasilo, OMJ *Overview of Traditional Medicine in Ecowas member states.* The African Health Monitor, Special Issue: Decade of African Traditional Medicine 2001-2010, WHO AFRO (2010).

8. Sergio Giani, *Les Hommes et les Plantes : Valorisation des ressources de la Médecine Traditionnelle à Kadiolo (Mali)*, EdimCo Mali, Bamako, Janvier 2010. https://fr.wikipedia.org/wiki/Géomancie.

9. *www.diana-voyance.fr/divination/les-cauris-546.htm.*

10. Koumaré M., *La Médecine Traditionnelle au Mali*, INRPMT, Bamako, 1980.

11. Dominique Traoré, *Médecine et magie africaines ou comment le noir se soigne-t-il ?*, Présence Africaine, 2009 - ISBN : 978-2-7087-0597-5.

12. Primature, *Arrêté n° 95-1319/MSS-PA du 22 juin 1995 fixant les règles d'organisation et de fonctionnement des Cabinets privés de consultation et de soins traditionnels, d'herboristeries et d'unités de production des médicaments traditionnels améliorés*, Bamako, 1995.

13. Primature, *Décret n° 94-282/PRM du 15 août 1994 fixant les conditions d'ouverture des Cabinets privés de consultation et de soins traditionnels, d'herboristeries et d'unités de production de médicaments traditionnels améliorés*, Bamako, 1994.

14. Primature, *Décret n° 95-009/P-RM du 11 janvier 1995 instituant un visa des produits pharmaceutiques*, Bamako, 1955.

15. Présidence de la République, Loi n° 02/049 du 22 Juillet 2002, portant *Loi d'Orientation sur la Santé*, Bamako, 2002.

16. MSSPA, DNSP, Formulaire Thérapeutique National, Edition Donnyia, Bamako, 1998.

17. Coppo P. et Keita A. (sous la direction de), *Médecine traditionnelle, acteurs, itinéraires thérapeutiques*, Ed. E, Trieste, (Italie), 1990.

18. Coppo P et Pisani L, *Coopération et Santé au Mali*, Istituto Italo Africano, Roma 1992.

19. Koné A.K., et al, *Traditional healers and reduction of severe malaria case fatality rate in Bandiagara, Mali : impact of a fruitful partnership*, Congrès de Médecine Tropicale et Malaria, Marseille, Septembre 2005.

20. Diakité C., Mounkoro P.P., Dougnon A., Baiguini G., Bonciani M. et Sergio Giani: *Etude de la traumatologie*

traditionnelle en Pays Dogon (Mali), Mali Médical, XIX, n° 3 & 4, 2004.

21. Rokia Sanogo, Sergio Giani, *La Guerre des femmes : Accoucheuses traditionnelles et promotion de la maternité à moindre risque,* EdimCo Mali, Bamako, Décembre 2009.

22. Sergio Giani, *Final Scientific Report of HURAPRIM Project (UE): Reduction of maternal and neonatal mortality, and promotion of low risk motherhood, by an organized and evaluated collaboration between the traditional and modern health systems*, Aidemet ONG, Bamako, Juin 2015.

23. Sanogo, R., Maiga, A, Djimdé A, Doumbia L, Guirou, C, Diallo, D, et Doumbo, O, Etude de la toxicité sub-chronique du décocté de *Argemone mexicana* utilisé dans le traitement du paludisme. Pharmacopée et Médecine et Traditionnelles africaines, 15 : 26-31, 2008.

24. Willcox M.L., Graz B., Diakité C., Falquet J., Dackuo F., Sidibé O., Giani S., Diallo D., Argemone mexicana *versus artesunate-amodiaquine for the management of malaria in Mali : policy and public health implications*, Transaction of the Royal Society of Tropical Medicine and Hygiene, 104 33–41, 2010.

25. Sanogo Rokia Traoré Fousséni, Djimde Abdoulaye, Lassana Doumbia, Maiga Ababacar, Diallo Drissa et Doumbo Ogobara, *Formulation de sirops antipaludiques à base d'extraits d'*Argemone mexicana. Pharmacopée et Médecine et Traditionnelles africaines, CAMES, 2010.

26. Graz B., Willcox M.L., Diakité C., Falquet J., Dackuo F., Sidibé O., Giani S., Diallo D., *Is parasite clearance clinically important after malaria treatment on a high transmission area? A 3-month follow-up of home based management with herbal medicine or ACT*, Transaction of the Royal Society of Tropical Medicine and Hygiene, 015, 23-31, 2011

27. Bertrand Graz, Merlin Willcox, Diafara Berthé, Denis-Luc Ardiet, Jacques Falquet, Drissa Diallo and Sergio Giani, *Home treatments alone or mixed with modern treatments for malaria in Finkolo AC, South Mali: reported use, outcomes and changes over 10 years*, Transaction of the Royal Society of Tropical Medicine and Hygiene, January 15, 2015

28. Merlin Willcox, Drissa Diallo, Rokia Sanogo, Sergio Giani, Bertrand Graz, Jacques Falquet, Gerard Bodeker, *Intellectual property rights, benefit-sharing and development of "improved traditional medicines": A new approach*, Ethnopharmacological communication, Journal of Ethnopharmacology 176, 281–285, 2015.

29. Sergio Giani et al, *Les prestataires de soins traditionnels dans la prévention et la riposte à la Maladie à Virus Ebola au Mali*, Rapport de consultation, OMS-Mali, août 2015.

30. Alliance de la Société Civile Malienne contre la Maladie à Virus Ebola, *Prévention et réponse communautaire face à la maladie à virus Ebola*, Rapport Narratif Final, Bamako, FENASCOM-Arche Nova, mars 2015.

31. RM, MSHP, MTASH, MPFFE, SG, *Plan Décennal de Développement Sanitaire et Social* (PDDSS) 2014-2023 ; Bamako, mars 2015

Titre III

Contribution de la Médecine Traditionnelle à la Santé de la Reproduction et au Planning Familial. Le cas du Mandé au Mali

Souleymane DOLO, Doctorant Ph. D Professionnel en anthropologie de la santé à l'EHESP ; Master II en Gestion de Politiques, Programmes et Projets de Développement, Maîtrise en Biologie

L'article montre la contribution de la Médecine Traditionnelle à la Santé de la Reproduction et au Planning Familial. Il s'agit d'informations qualitatives collectées au Mandé au cours d'une étude menée entre 2013 et 2015. Les entretiens ont porté d'abord sur les généralités : entre autres, l'initiation et la transmission du savoir, les compétences nécessaires à la pratique de la médecine traditionnelle, les sources de motivation, le profil des clients et les difficultés rencontrés. Après avoir présenté l'Association des Tradithérapeutes de Siby, l'auteur donne un aperçu sur la divination au Mandé, avant de passer à la contribution des tradithérapeutes à la santé de la reproduction et aux méthodes traditionnelles de contraception. Il ressort des analyses que les deux médecines ont plus de points en commun que de différences, qui ne sont que des spécificités propres à chacune d'elles. Alors pourquoi ne pas travailler en plus grande synergie pour que chaque médecine profite de l'autre ?

Introduction

Selon les Principes méthodologiques généraux pour la recherche et l'évaluation de la médecine traditionnelle publiés en 2000 par l'OMS [[1]]: « *La médecine traditionnelle est la somme totale des connaissances, compétences et pratiques qui reposent sur les théories, croyances et expériences propres à une culture et qui sont utilisées pour maintenir les êtres humains en bonne santé ainsi que pour prévenir, diagnostiquer, traiter et guérir des maladies physiques et mentales* ».

La médecine traditionnelle existe et a toujours existé dans toutes les communautés avec des variantes propres à chaque peuple.

Cet article présente des informations sur la médecine traditionnelle du Mandé collectées au cours d'une étude sur la Santé de la Reproduction et le Planning Familial, menée dans le cadre de ma thèse de Ph. D Professionnel en Anthropologie de la Santé à l'EHESP de Bamako.

1. Présentation de la zone d'étude

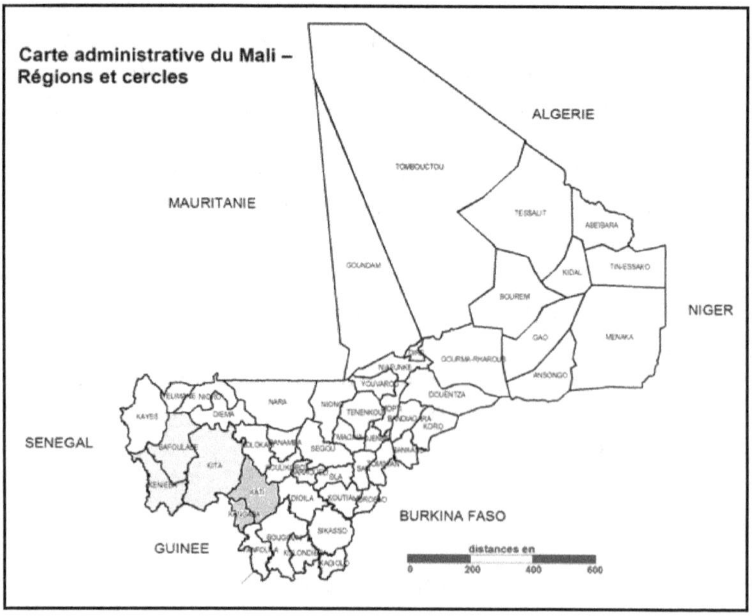

Cercles de l'étude ▢ Autres cercles du Mandé ▢

Le Mandé, dont les Malinké ou Maninka sont l'ethnie dominante, est le berceau de l'Empire du Mali. Les Malinkés forment un groupe ethnolinguistique très important en Afrique de l'Ouest. On les retrouve de la boucle du Niger jusqu'à l'Océan Atlantique, du Sénégal au Liberia.

Au Mali, il est difficile de délimiter avec précision le territoire malinké. Il couvre approximativement un triangle de 7.600 Km^2 dont la base s'appuierait sur la frontière de la Guinée, les côtés sur les monts Mandingues et sur les plateaux latéritiques à l'Est du Sankarani et s'achèverait enfin en pointe à Bamako. Il couvre entièrement ou partiellement les cercles de Kangaba, Kati, Bafoulabé et Keniéba.

Le présent travail concerne surtout la commune de Siby, créée par la loi n° 96-059 du 04 novembre 1996, à l'instar des autres communes du Mali. La Commune rurale de Siby reste l'une des quatre communes issues du découpage administratif de l'arrondissement du même nom. Siby, son chef-lieu, est situé sur la Route Nationale n° 5, reliant Bamako à Kankan. Siby se situe à 65 km de Kati, son chef-lieu de Cercle, et à 50 km de Bamako, la capitale du Mali.

La Commune de Siby est limitée au Nord par celles de Bossofala et de Dombila, à l'Est par la Commune rurale du Mandé, au Sud par les Communes rurales de Naréna et de Bancoumana, à l'Ouest par la Commune rurale de Sobra. Couvrant une superficie de 1.001,25 km^2, cette entité administrative décentralisée est composée de vingt-et-un villages. La Commune rurale de Siby comptait, en juillet 2009, 26.633 habitants dont 13.266 femmes soit 49,81 % et 13.367 hommes soit 50,19%, avec un taux d'accroissement annuel moyen de 3,5 % par an entre 1998 et 2009 [[2]]. Cette population est en grande partie composée de Malinkés auprès desquels cohabitent les Peuls, les Bwa et les nouveaux propriétaires terriens, parmi lesquels : les représentants de tous les groupes sociaux et ethniques du Mali. Ce qui fait que la morphologie de la population de la Commune de Siby est au seuil d'une grande mutation sociale. Deux phénomènes menacent aujourd'hui les grandes familles du Mandé, à savoir : la vente progressive du patrimoine foncier et l'exode massif des jeunes.

Les Malinkés de Siby sont principalement des agriculteurs. Leurs sources de revenu tournent fondamentalement autour de la production du mil, du sorgho, du maïs, de l'arachide et des haricots.

La Commune rurale de Siby dispose de deux structures de santé, à savoir le CSCom de Siby et celui de Nana-Kéniéba. Selon le rapport annuel 2014 du CSCom de Siby, les pathologies les plus fréquentes ont été le paludisme, la diarrhée présumée infectieuse en dehors du choléra, les infections respiratoires aiguës hautes comme la rhinopharyngite, la rhinite, la trachéite, les toux inférieures à 15 jours comme la pneumonie, la bronchopneumonie, la malnutrition sévère, l'hypertension artérielle et les vers intestinaux.

2. Méthodologie

La présente étude est essentiellement qualitative et a utilisé l'approche des échelles d'observation, la méthode des itinéraires, la recherche documentaire et les entretiens individuels.

La méthode des échelles d'observation a été développée et mise à la disposition de la communauté scientifique par le Prof D. Desjeux [[3]], suite à ses différents travaux de recherche. Le principe fondamental de la démarche est que

« *en fonction de la focale ou de l'échelle d'observation choisie, la réalité observée change, les points de repère se transforment, la question de la rationalité évolue et les variables qui paraissaient indépendantes pour un économiste, par exemple, peuvent devenir dépendantes pour un psychologue à son échelle d'observation et vice versa* ». C'est donc une méthode qui relève du relativisme méthodologique.

Pour des questions didactiques, Desjeux a ramené les échelles d'observation à quatre, même si en soi ce nombre est indéfini et dépend du découpage du chercheur. Les quatre échelles sont : l'échelle macro-sociale, l'échelle méso-sociale, l'échelle micro-sociale et l'échelle micro-individuelle. Le présent travail a surtout utilisé l'échelle méso-sociale qui est celle des organisations, des stratégies entre acteurs, des rapports de pouvoir et des intérêts en présence.

A cette échelle, Desjeux a mis au point deux méthodes d'observation : la méthode des itinéraires et la méthode des cycles de vie. Elles sont particulièrement bien adaptées aux questions de santé. Nous avons choisi la méthode des itinéraires. « *La méthode des itinéraires est un cadre descriptif. Elle consiste à suivre un ou plusieurs objets, produits ou phénomènes en fonction des différentes étapes du processus qui conduit dans le temps et dans l'espace à son acquisition puis à son usage par les différents acteurs... La méthode des itinéraires fonctionne comme un scanner du social. Elle permet une observation et une description systématique de toutes les étapes et des dimensions matérielles, sociales et symboliques qui concourent aux pratiques de consommation comme processus dans le temps et comme phénomène collectif* »

Cette démarche novatrice et plus ou moins récente fut soutenue tout le long de notre étude par une revue documentaire plus classique. Selon Mayer et Ouellet [5] *« ...une fois les questions posées, celles-ci doivent être placées dans le cadre des recherches antérieures qui portent sur le même sujet. Cette recherche bibliographique symbolise une étape clé dans le processus de recherche, étant donné que de nombreuses idées de recherche ont été précédemment pensées ou théorisées par d'autres personnes »*.

Dans ce travail nous n'avons pas adopté une démarche hypothético-déductive, mais une démarche inductive, sans hypothèse de départ forte, en mettant l'accent sur les pratiques, les effets de situation, les interactions complexes entre une multitude d'acteurs avec des normes sociales.

Les données qualitatives ont été collectées , entre 2013 et 2015, par l'observation et par des entretiens individuels auprès des tradithérapeutes qui ont exprimé, après explication, leur consentement éclairé à participer à l'enquête. Les noms des tradithérapeutes sont indiqués par des codes.

3. Résultats

3.1. Les tradithérapeutes interviewés

Nous avons échangé avec 16 tradithérapeutes, dont une seule femme. L'âge était compris entre 49 et 85 ans, avec une moyenne de 60 ans. La seule femme était veuve, tous les autres étaient hommes mariés. Tous les tradithérapeutes rencontrés étaient de religion musulmane. La liste des tradithérapeutes interviewés avec les codes est mentionnée dans le tableau suivant :

N°	Code	Village	Age	Situation matrimoniale	Ethnie	Sexe	Religion
1	S.C.S	Siby	85	Marié	Malinké	M	Musulmane
2	B.C.K	Kalassa	56	Marié	Malinké	M	Musulmane
3	A.S	Siby	49	Marié	Malinké	M	Musulmane
4	L.C	Siby		Marié	Malinké	M	Musulmane
5	F.K	Kalassa	75	Marié	Malinké	M	Musulmane
6	W.K	Siby	53	Marié	Malinké	M	Musulmane
7	B.C	Siby	64	Marié	Malinké	M	Musulmane
8	F.C.S.	Siby	52	Marié	Malinké	M	Musulmane
9	G.F	Siby	61	Marié	Malinké	M	Musulmane
10	S.C	Siby	59	Marié	Malinké	M	Musulmane
11	M.C.K	Kangaba	62	Marié	Malinké	M	Musulmane
12	F.C	Siby	60	Veuve	Malinké	F	Musulmane
13	M.C	Siby	50	Marié	Malinké	M	Musulmane
14	D.S	Siby	53	Marié	Malinké	M	Musulmane
15	A.C	Siby	59	Marié	Malinké	M	Musulmane
16	D.C	Siby	63	Marié	Malinké	M	Musulmane

3.2 Quelques généralités sur les thérapeutes traditionnels du Mandé

La Médecine Traditionnelle existe et a toujours existé au Mandé comme auprès de tous les peuples, mais la fonction plus ou moins formalisée de thérapeute traditionnel est relativement récente. *« Le travail de thérapeute traditionnel est récent, sinon, avant chacun savait soigner dans sa famille ».* **S.C.S.**

Les thérapeutes traditionnels sont dépositaires d'un savoir immense, mais se cachent souvent par modestie « *Taga né ka ni n'galo ni ladjè* » (Va essayer mon présent mensonge). Chaque thérapeute a un avantage comparatif. Ils tiennent cependant à faire la différence entre eux, les « *somas* » (maitres de sciences occultes) et les sorciers.

Au Mandé, il existe une certaine spécialisation, mais non formelle des thérapeutes traditionnels. En plus des généralistes, les spécialistes rencontrés au cours de notre étude sont : (i) les tradithérapeutes de tendance pédiatrique ; (ii) les spécialistes de la traumatologie traditionnelle ; (iii) les spécialistes dans le « *dabali* » (maladies d'origine occulte).

3.2.1 Initiation à la médecine traditionnelle

« Pour faire ce métier il y a des étapes. Il faut l'apprendre et celui qui te l'apprend devient ton maître. On ne ramasse pas le couteau du savoir, il faut l'apprendre de quelqu'un ». **B.C.**

Les thérapeutes traditionnels ont été très souvent initiés par un membre de leur famille (généralement le père), par un proche ou une connaissance de la famille. Au cours de cette initiation, la transmission du savoir est orale et la forme d'apprentissage est le mentorat : *« Mon père m'a initié. Quand on partait cultiver, pendant la pause repas, il me parlait des plantes. Quand on cultivait également et qu'on rencontrait des plantes, il me donnait les vertus de ces plantes. Après, il me demandait de répéter ce qu'il m'avait appris. Quand il y avait un malade qui venait ou une femme avec son enfant qui pleurait, il me disait, tel enfant qui vient en consultation souffre de telle maladie sans même voir l'enfant. Et quand la maman lui donne l'enfant, il le prend et il me dit les plantes nécessaires pour le soigner''.* **F.K.**

3.2.2 La transmission du savoir

La transmission du savoir est basée sur la parenté et les relations sociales. Cette transmission a quand même une certaine limite à cause de la rivalité interpersonnelle légendaire de la zone. La transmission intégrale du savoir peut entraîner une concurrence entre le maître et ses élèves. Le thérapeute traditionnel du Mandé est plus disposé à partager ses secrets avec un étranger qu'avec son entourage. *« Avant, les vieilles personnes donnaient les médicaments et les secrets. Mais maintenant, elles meurent sans transmettre leur connaissance. Dans le Mandé actuel, on ne s'ouvre pas à ses proches. C'est les gens de loin qui ont la chance d'avoir nos bons médicaments et nos connaissances. Pour nous, si on donne à un proche cela va diminuer nos avoirs. C'est la compétition. Moi je pense que cela n'est pas bon. Le jour où tu n'es plus vivant ou que tu es absent, il faut qu'il y ait quelqu'un pour faire le travail. Le savoir doit être un héritage familial. Il y a des médicaments qui sont avec beaucoup de thérapeutes traditionnels, mais certains médicaments sont uniquement entre les mains de personnes spécifiques ou de quelques rares personnes ».* **B.C.K.**

Il existe également des connaissances plus difficiles à partager que d'autres. *« On ne donne pas les* clichis[12]. *On*

[12] *Clichis* : incantations ou autres formules secrètes censées avoir des pouvoirs magiques

partage les plantes, mais pas les choses qui sont dans la sacoche. Ces choses-là, on les a eues à prix de vache, de brebis ou de plusieurs années de servitude. On ne peut pas partager ces choses avec autrui ». **L.C.** Cet état de fait rend obligatoire, pour le thérapeute du Mandé, de poursuivre sa quête de connaissance à travers la recherche sous d'autres cieux. *« Après mon initiation par mon père, j'ai fait plusieurs recherches. Je me suis caché pour demander aux gens (sans qu'ils sachent que je suis tradithérapeute). J'ai fait 7 ans à l'exode au Sénégal et à Kita. Je cherchais du bois pour certains, je cultivais pour d'autres. Ils me donnaient des recettes, mais moi, je ne leur donnais pas ce que j'avais ».* **F.K.** Donc la fonction de thérapeute traditionnel du Mandé va au-delà de la gestion du savoir local et intègre beaucoup d'autres connaissances.

Il ressort de nos entretiens que la raison première de la pratique de cette profession pour beaucoup de tradithérapeutes était la continuation de l'œuvre paternelle. Cependant, certains sont rentrés dans la médecine traditionnelle par des circonstances particulières. *« J'ai été guérisseur en me cherchant. Je cherchais à me protéger. Quand je naissais, il y avait beaucoup de rivalité, de méchanceté et de difficultés. Je faisais la chasse, sans être chasseur. J'ai eu des conflits avec les chasseurs qui voulaient que je rentre dans leur confrérie. Je n'ai pas accepté. Après ce conflit, le fusil s'est gâté 3 fois avec moi et j'ai eu 7 ratées de poudre. Comme nous sommes au Mandé, donc il fallait que je me protège davantage ».* **W.K.**

3.2.3 Les compétences nécessaires à la pratique de la médecine traditionnelle

Les thérapeutes interrogés ont été unanimes à affirmer que pour faire ce travail, il faut un minimum de compétences basées sur :

(i) La connaissance des plantes : le thérapeute doit connaître les différentes plantes médicinales, leurs utilités, les parties à prélever pour le traitement et le moment de les prélever. *« Il y a des plantes dont les feuilles seules suffisent pour le travail. Il y a des plantes dont l'écorce suffit. Des fois c'est un peu de toutes les parties de la plante qu'il faut. Mais cela dépend aussi des maladies. Quelque fois on enlève les parties de la plante exposées à l'endroit où le soleil se lève et à l'endroit où le soleil se couche ».*

(ii) La connaissance d'autres sources de médicaments comme les produits d'origine animal ou minéral (argile) et des incantations qui peuvent être un plus. *« S'agissant de la stérilité sans maux de ventre, je la soigne avec la terre de la termitière. La termitière est utilisée pour beaucoup d'usages »*. **A.S.**

(iii) La connaissance des maladies **:** le thérapeute doit connaître les maladies fréquentes dans sa zone, leurs symptômes et leurs complications ; il doit savoir faire la différence entre les maladies apparentées, la différence entre les maladies naturelles et le « *dabali*[13] ». Il doit connaitre les signes de danger des maladies pour faire à temps la référence vers un autre thérapeute ou vers les structures de santé, si c'est le cas.

(iv) La maîtrise des techniques de consultation : elle comprend l'accueil, la technique de l'interrogatoire et l'examen du corps si nécessaire.

▪ L'accueil : pour le thérapeute, l'accueil est très important. Il constitue l'une des plus grandes de ses forces. Le malade vient avec une souffrance qui peut être

[13] *Dabali* : mauvais sort, envoutement, ensorcellement.

physique, morale ou psychologique. Il doit être bien reçu, apaisé, réconforté et mis en confiance. *« Le malade qui vient, je l'accueille, le calme, le réconforte et des fois je lui donne des conseils pour le calmer, s'il est agité. Si je peux le soigner, je le fais, mais si je ne peux pas, je le guide soit au centre de santé ou chez un autre guérisseur ».* **W.K**

- L'interrogatoire : l'interrogatoire consiste, pour le thérapeute, à faire des investigations en posant des questions au malade. Pour les thérapeutes, on ne peut pas soigner sans questionner. L'interrogatoire a plusieurs intérêts. Il permet de poser un diagnostic, d'éviter les duperies de certains clients comme les jeunes filles qui veulent avorter et d'écarter les maladies imaginaires.

La consultation peut être complétée par un examen physique du corps ou même quelque fois par des radios (imagerie médicale) ou le *djoli sèguèsègué* (analyse de sang) ou d'autres techniques au niveau des structures de la médecine conventionnelle.

- L'examen physique du corps : il est aussi très important pour le thérapeute traditionnel. N'ayant pas d'appareil, certains d'entre eux ont développé de véritables techniques d'auscultation.

Nous avons remarqué également que beaucoup de thérapeutes rencontrés ajoutent, à ce minimum, la pratique de la science de la divination.

En plus de ces compétences, tous les thérapeutes de notre étude affirment qu'un bon thérapeute doit être honnête, droit, sage, patient, accueillant, aimer son prochain, avoir la *baraka*[14] et être propre. *« Il faut être sage et patient,*

---

[14] *Baraka* : puissance ou bonne étoile donnée par la bénédiction des parents ou d'un saint

aimer les gens, les accueillir convenablement. Il faut aussi savoir que la maladie est maladie et que la saleté aussi est maladie, donc il faut savoir préparer les produits. Celui qui cherche la connaissance des plantes et qui respecte les gens, Dieu l'aide ». **W.K.**

3.2.4. Les sources de motivation en médecine traditionnelle

Les thérapeutes traditionnels n'ont pas les mêmes sources de motivations. Beaucoup d'entre eux pensent que la motivation financière est secondaire et se contentent de se faire des relations humaines en se rendant utiles à la communauté ou en recherchant la renommée. *« L'argent est venu hier seulement. Avant, c'était la renommée ».* **B.S.** D'autres, par contre, conditionnent leurs produits et les commercialisent à des tarifs connus dans la localité.

Les thérapeutes traditionnels ne font pas que la médecine traditionnelle. Elle ne constitue pas leur métier principal, même si, pour certains, elle occupe la majeure partie de leur temps. Ils ne soignent pas pour l'argent, donc n'ont pas de tarif et leur motivation est laissée à la discrétion du malade quand il guérit. Certains thérapeutes pensent que quand on nourrit sa famille uniquement avec l'argent des prestations de tradithérapeute, les médicaments n'auront plus d'efficacité. Cette valeur du don de soi semble être partagée par tous, même par ceux qui vendent leurs produits : c'est le médicament qui est payé, mais les frais de la prestation sont soit gratuits soit laissés au bon vouloir du client. Nous avons rencontré aussi deux thérapeutes traditionnels qui hébergent et nourrissent gratuitement certains malades graves et démunis, jusqu'à leur guérison. *« Parmi les malades, il y a deux catégories. Il y a en qui font le va-et-vient et il y a d'autres que j'héberge chez moi. Je demande à ces derniers de passer la nuit et je fais la divination. Si je peux soigner la personne, après la prière de l'aube, je vais chercher les plantes que je viens donner à l'une de mes femmes pour préparer et donner au malade. Si le malade est accompagné, je donne le nécessaire à son accompagnateur pour préparer le médicament. La personne reste chez moi jusqu'à sa guérison ».* **W.K.**

3.2.5. L'organisation du travail

A part un qui ne travaille pas les mercredis et les samedis, tous les autres tradithérapeutes travaillent tous les jours en fonction de l'affluence des patients. Nous avons rencontré un tradithérapeute qui ne soigne pas les maladies naturelles. A l'arrivée du malade, il s'assure d'abord que celui-ci a fait la médecine moderne en vain. *« Si le malade vient chez moi et il me dit que les docteurs ont fait de leur mieux, en ce moment j'interviens. Mais si ce n'est pas le cas, et que tu n'es pas allé à l'hôpital, je te conseille toujours d'aller voir les docteurs d'abord. Dans mon expérience, j'ai vu des maladies compliquées que les docteurs ont pu soigner. Mais si les docteurs ne peuvent rien, en ce moment, moi je fais mon travail tranquillement ».* **W.K.** Ce discours nous amène à penser que si les thérapeutes traditionnels constituent le premier recours pour les populations en matière de santé, ils demeurent également le dernier recours pour beaucoup de malades.

3.2.6. La qualité de travail

Le moyen dont disposent les tradithérapeutes pour juger de la qualité de leurs activités de soins est la retro information de leurs anciens malades.

3.2.7 Le profil des clients de thérapeutes traditionnels

Les clients des thérapeutes traditionnels du Mandé sont composés généralement de : (i) habitants du Mandé ; (ii) patients venus d'autres parties du Mali ; (iii) patients de la sous-région ; (iv) patients des pays occidentaux. Ces patients sont généralement des femmes, des mères accompagnant leurs enfants, mais souvent aussi des hommes. Certains de ces patients sont dépouillés et, quelque fois, se trouvent presque à la phase terminale de leur maladie. *« Mon seul intérêt est de venir en aide aux gens en détresse. Il y a des difficultés en cela, mais je pense qu'il faut secourir les gens. Il y a des gens qui viennent désespérés et qu'il faut secourir malgré tout, parce que ta situation, ce jour-là, elle est mieux que celle de la personne en question en termes de moyens et des fois, en termes de disposition mentale. Je laisse toujours mon travail pour soigner les malades. La question de place pour héberger les malades et des fois de nourriture si les malades sont démunis se pose, mais je fais tout pour les nourrir et les loger ».* **W.K.**

3.2.8. Le partenariat en médecine traditionnelle

Au niveau des thérapeutes traditionnels, il existe deux axes de référence : la référence vers le centre de santé et la référence entre thérapeutes traditionnels. Les agents de santé réfèrent aussi aux thérapeutes traditionnels des cas de fractures et des cas de maladies d'origine occulte, tandis que les tradithérapeutes à leur tour réfèrent au CSCom les maladies graves et certaines maladies infectieuses. *« Si des malades quittent loin (comme Kayes), je les héberge ici le temps qu'ils guérissent. Si je ne peux pas soigner, je le réfère à quelqu'un d'autre et si c'est une maladie des docteurs, je l'envoie au Centre de Santé ».* **B.C.K.**

Pour être mieux situés sur certaines maladies, certains thérapeutes traditionnels réfèrent les malades pour des investigations au niveau de la médecine conventionnelle. Les thérapeutes traditionnels reconnaissent ne pas pouvoir diagnostiquer certaines maladies. Mais en cas de diagnostic effectué par le médecin, ils affirment pouvoir assurer le traitement. La référence entre tradithérapeutes est plus fréquente. Les tradithérapeutes sont dans un réseau où chacun connait les compétences spécifiques de l'autre et les échanges de malades se font sur cette base. La référence entre tradithérapeutes peut se faire aussi sur la base des relations comme : entre le maître et les anciens élèves ou entre père et fils. *« Je travaille avec beaucoup de thérapeutes traditionnels et parmi eux, il y a aussi mes anciens élèves. Il faut la confiance et l'entraide. Ils viennent me voir souvent et je leur envoie aussi des malades souvent ».* **B.C.K.**

Beaucoup de thérapeutes traditionnels pensent que les deux médecines sont complémentaires et que chaque médecine a un avantage comparatif par rapport à l'autre. *« Ce qui a été mis sous la pierre contre toi, ce qui a été cloué au grand arbre contre toi ou ce qui a été mis sous terre contre toi, les machines des docteurs ne peuvent pas déceler cela. Par contre, nous aussi nous ne pouvons pas ouvrir le ventre pour soigner ».* **F.K.**

3.2.9. Les difficultés rencontrées par les tradithérapeutes du Mandé

La principale difficulté signalée par les tradithérapeutes est la disparition, la raréfaction ou l'éloignement de certaines espèces végétales. *« Dans ce travail il y a des difficultés. Les plantes de notre pays sont en train de disparaitre. Avant les plantes étaient proches des concessions, mais maintenant, il faut aller très loin pour les avoir. Maintenant même quand tu vas loin, les plantes de nos forêts aussi ont commencé à être détruites. Les plantes qui poussent aussi autour de certaines de nos mares sont gâtées. Actuellement, c'est seulement pendant l'hivernage qu'on trouve certaines plantes ».* **B.C.**

D'autres difficultés sont ressorties des entretiens, comme :

- La faiblesse du niveau d'instruction de beaucoup de thérapeutes traditionnels ;

- La non maîtrise du dosage des médicaments traditionnels, même si de plus en plus beaucoup d'efforts ont été menés pour améliorer cette situation ;
- Le recours tardif aux soins ;
- Le peu d'intérêt accordé à nos connaissances traditionnelles qui ont tendance à disparaitre ;
- La récupération des connaissances traditionnelles par les chercheurs de l'occident.

3.3 Présentation de l'Association des Thérapeutes Traditionnels de Siby

L'association des thérapeutes traditionnels de Siby a été créée en 1978 avec l'appui de la Division Médecine Traditionnelle de l'Institut National de Recherche en Santé Publique. Elle fut l'une des premières associations de thérapeutes traditionnels au Mali. Au moment de sa création, l'association comptait plus de 138 adhérents (hommes et femmes). Elle avait créé des comités dans tous les villages, mais les comités sont actuellement fonctionnels seulement dans les villages de Dogoro, Tabou, Guéna, Kalassa, Djoula, Fondou, Magadjana, Fali, Siby.

L'association tient périodiquement des assemblées générales et des réunions avec ses comités. Les comités ont participé également à la collecte de données et à la construction du siège de l'association à travers la mise à disposition de la main d'œuvre.

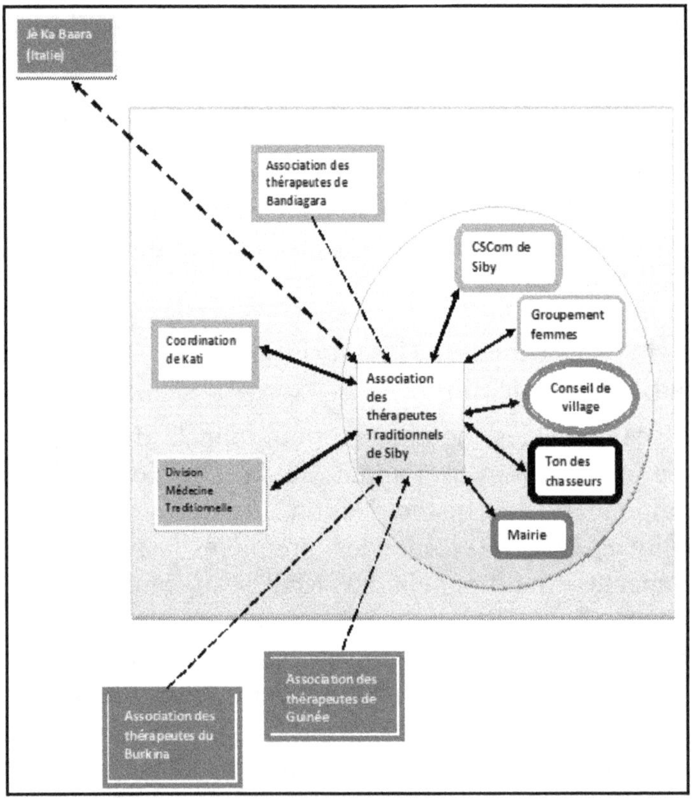

L'association entretien des relations de partenariats avec plusieurs structures comme :

- la Division de la Médecine Traditionnelle (DMT) de l'INRSP
- le Centre de Santé Communautaire
- l'Association des Thérapeutes Traditionnels du Cercle de Kati
- le Ton des Chasseurs de Siby
- la Fédération Malienne des Thérapeutes et Herboristes (FEMATH)
- Dièkabaara (organisation partenaire italienne qui venait à Siby une fois par an avant la crise).
- le Conseil du Village

- la Mairie
- D'autres associations de thérapeutes traditionnels du Mali et d'ailleurs (de Bandiagara, du Burkina Faso et de la Guinée Conakry).

3.4. La Divination en Médecine Traditionnelle

Les différents mots utilisés pour designer la divination sont :

- *Laturu*[15] : qui correspond à la géomancie ;
- *Buguri* (poussière) : la matière utilisée ;
- *Filèli* : (regarder) : l'acte, l'analyse ;
- *Tignè da* : (rechercher la vérité) : l'efficacité de la technique.

Pendant notre étude les cauris ne sont pas spécifiquement sortis, au contraire de *laturu*, ainsi que le mot *filèli*, qui ne spécifie pas la technique, mais l'acte d'analyser les signes pour découvrir la vérité. Les matières utilisées sont la poussière, le sable, le papier (signalé par un seul thérapeute traditionnel de la jeune génération). *On peut faire le* laturu *sur beaucoup de chose comme le papier, sinon le normal est le sable ou la terre. C'est quand on est pressé qu'on peut utiliser le papier. On peut le faire à tout moment de la journée.* **B.S.**

Je me pose pourtant une question : L'utilisation du papier et du bic est-elle un début d'innovation dans la divination ?

3.4.1. Utilisation de la divination

La divination est utilisée pour : (i) compléter ou confirmer le diagnostic : *« La divination est pour nous comme la radiographie ou les analyses biologiques pour le*

---

[15] *Laturu* : Géomancie

médecin » **F.K. ;** (ii) faire la différence entre les maladies qui se ressemblent : « *la place du* laturu *: tu peux voir une maladie qui ressemble à d'autres, si tu fais le* laturu*, il te renseigne sur la plante à utiliser »* **B.S.** ; (iii) Connaître l'issue de la maladie ; (iv) avoir des indications sur le remède (plante ou autre produit), ou, à défaut, sur celui qui le détient.

L'utilisation de la divination est systématique pour certains thérapeutes qui ne traitent pas les maladies naturelles. Elle est occasionnelle pour beaucoup de thérapeutes quand la maladie est compliquée ou quand ils voient les signes du *bolo nô* (la main de quelqu'un). *« Il faut connaitre les plantes et les maladies. Nous, en plus de tout cela, nous avons la divination, comme nos pères. Il y a certaines maladies qui te font peur, quand tu regardes et que tu vois dans la divination que tu as le remède de sa maladie (*sababu*), tu entreprends en ce moment de le traiter ».* **F.K. «** *On fait également la poussière si on doute d'une maladie, qu'il ait un sorcier, ou la main d'une mauvaise personne... Dans ce cas, je fais le sable pour connaître le médicament ».* **B.C.K.**

3.4.2. Les moments de faire la divination

Le moment de faire la divination diffère selon les utilisateurs. Pour ce qui concerne les jours de la semaine, il existe des thérapeutes qui font la divination tous les jours de la semaine ; d'autres par contre ne la font pas certains jours de la semaine comme le mercredi et le samedi. Concernant le moment de la journée, certains thérapeutes font la divination à tout moment, mais d'autres préfèrent la nuit. « *Je demande aux patients de passer la nuit et je fais la divination. Si je peux soigner la personne, après la prière de l'aube, je vais chercher les plantes que je viens donner à l'une de mes femmes pour préparer et donner au malade. Si le malade est accompagné, je donne le nécessaire à son accompagnateur pour préparer le médicament. La personne reste chez moi jusqu'à sa guérison ».* **W.K.**

3.4.3. La divination et les religions monothéistes

Les maîtres de la divination que nous avons rencontrés pensent que cette pratique, pourtant décriée par certains ulémas, n'est pas contraire à la religion, parce qu'elle ne met pas en cause l'Unicité de Dieu.

3.4.4. Les contributions des tradithérapeutes dans la Santé de la Reproduction et le Planning Familial [SR/PF]

- Pour les thérapeutes traditionnels, qui sont en majorité des gardiens de la tradition manding, on ne peut pas dissocier l'acte sexuel du mariage et de la procréation.
- Des notions comme le mariage tardif et la lutte contre le *« séré »* (pris ici comme maladie des enfants) ne peuvent être occultées quand on parle de PF.
- La notion d'espacement adéquat des naissances ne se base pas sur l'intervalle inter-génésique mais sur le nombre d'année entre les enfants vivants à la naissance. Ce qui fait que la notion de « *séré* » ne prend pas en compte des avortements spontanés et des morts nés.
- Ce concept de « *séré »* est ambivalent car désigne à la fois le rapprochement des naissances et la maladie des enfants occasionnée par ce même rapprochement des naissances.
- Par ailleurs, il nous a été rapporté quelque fois que certaines femmes ménopausées ne rentrent plus dans le « *Tiè so »* (case du mari) parce qu'ayant perdu la faculté de procréer, laissent cette fonction sociale aux coépouses plus jeunes.

Nous pensons qu'il serait nécessaire, pour mieux comprendre cette vision plus holistique de la procréation, d'entreprendre une étude spécifique sur la question.

Tous les tradithérapeutes que nous avons rencontrés interviennent dans la SR/PF à travers soit les méthodes traditionnelles de contraception, soit la lutte contre l'infertilité, le traitement des Infections Sexuellement Transmissibles et la prise en charge du « *séré* ».

3.5. Les méthodes traditionnelles de contraception

Elles ont tendance à être abandonnées par les femmes en âge de procréer au profit des méthodes modernes. Elles semblent être la spécialité de certaines vieilles femmes thérapeutes en voie de disparition. La méthode dont nous avons le plus entendu parler est le *« tafo*[16] *»*.

3.5.1. Le « tafo »

Suite à notre recherche, nous avons identifié deux sortes de tafo : **le tafo qui arrête les grossesses** et **le « *tafo* » qui les espace** :

- **Le *« tafo »* qui empêche les grossesses :** On prétend que la durée de l'effet contraceptif est sans limite et qu'il persiste aussi longtemps que le « *tafo* » est porté. Cependant, il est toujours accompagné d'interdits comme ne pas s'assoir sur le mortier, ne pas prendre quelque chose en s'arrêtant sur le pas de la porte, ne pas prendre quelque chose par-dessus le mur, etc. Quand la femme veut avoir un enfant, elle doit enlever ce « *tafo* » pour tomber enceinte.
- **Le *« tafo »* qui espace les grossesses *:*** Ce « *tafo* » est fait de quatre fils du Mandé – « *falé* » ou « *guessé* »

[16] Le « *tafo* » est une cordelette que la femme doit porter au tour de la taille pour empêcher ou espacer les naissances.

(coton filé) – car le signe de la femme est quatre. Pour espacer les naissances de deux à trois ans, ce « *tafo* » doit comporter deux nœuds et un troisième nœud au bout. La seule contre-indication de ce *« tafo »* est qu'il faut l'enlever quand le travail commence car il peut rendre difficile l'accouchement.

3.5.2. Les autres méthodes médico-magiques

- L'œuf d'une poule : on prélève un œuf qu'une poule a couvé, mais qui n'a pas été fécondé. La femme se rend à la croisée des chemins, récite certaines incantations, casse l'œuf et s'en va.
- La suspension de la grossesse « *Kono guingué* » : il s'agit de « *suspendre* » la grossesse jusqu'à une date voulue. L'idée n'est pas d'empêcher une grossesse, mais plutôt d'arrêter son évolution jusqu'à une date fixée qui dépend d'un évènement. Ainsi, une fiancée qui est enceintée par un homme qui n'est pas son fiancé, demandera qu'on suspende sa grossesse pour que l'accouchement ait lieu dans le mariage. La suspension de la grossesse se base sur le même principe que le « *tafo* ». Elle consiste à prononcer des incantations secrètes sur un piquet qu'on va planter dans un endroit approprié (un arbre par exemple) et qu'on n'oubliera pas de répertorier si on veut reprendre l'évolution normale de la grossesse.
- La suspension du sexe masculin, en cas de jalousie entre les coépouses : « *Si les docteurs veulent comprendre le «* guénguéli *», il faut aller dans le domaine bambara (fétiches) car c'est de la duperie (*nambara*) ou c'est de la sorcellerie (*dabali*). Il y en a qui le font avec le «* Ntriki bara *»*[17]*, d'autre le font avec la mue de serpent (*sa fouran*). Il y en a plusieurs sortes. Autant, le ventre de la*

[17] *Ntriki bara* : C'est une plante, *Cochlospermum tinctorium*, famille des Cochlospermacées.

*femme peut être suspendu (*guéngué*), autant le sexe masculin aussi peut l'être par les femmes. Quand tu quittes ta femme pour aller chez sa coépouse, ton sexe est suspendu et ne fonctionne plus. Mais quand tu reviens chez elle, il fonctionne. Le* guénguéli *et le* siri[18] *sont dans la même catégorie de connaissances, mais c'est la façon de les travailler qui les différencient* » **L.C.**

3.6. L'opinion des tradithérapeutes sur les contraceptifs modernes

Le fait le plus remarquable est qu'à part un seul tradithérapeute, tous les autres ne parlent qu'en mal des méthodes modernes de contraception. Après analyse, nous avons constaté que, n'ayant pas été impliqués dans la promotion des méthodes modernes, les informations qu'ils reçoivent des contraceptifs modernes viennent des clientes qui les consultent pour soigner les conséquences ou les effets secondaires de ces contraceptifs. Donc, les informations qu'ils reçoivent viennent des personnes non satisfaites ou qui ont mal utilisé les contraceptifs. « *L'autre cause de l'infertilité peut être la prise de certains médicaments qui vont détruire l'utérus, alors qu'enfanter c'est difficile. Il y a beaucoup de femmes qui cherchent les enfants à cause des conséquences du planning familial. Je soigne chez beaucoup de femmes les conséquences du planning pour qu'elles aient des enfants* ». **B.S.**

3.7. La lutte contre l'infertilité

Tous les thérapeutes traditionnels rencontrés affirment pouvoir soigner l'infertilité chez la femme et chez l'homme.

---

[18] *Siri* : envoutement consistant à empêcher de poser certains actes précis

3.7.1. La stérilité des femmes

Les causes de la stérilité féminine citées par les thérapeutes traditionnels sont les suivantes :

- Les maux de ventre comme le « *Guangué konodimi* » ou le « *N'ton so gnimi* » (syphilis) ;
- La prise de médicaments, comme les contraceptifs ;
- Les avortements clandestins ;
- Les causes inconnues sans maux de ventre : ces stérilités peuvent être soignées avec la termitière. Si malgré tout, la femme n'a pas d'enfant, il devient nécessaire de regarder le « *laturu* » pour se renseigner ;
- L'incompatibilité entre le mari et sa femme : dans ce cas chacun des deux conjoints peut avoir un enfant dans un autre mariage ;
- La destinée.

« Pour les stérilités avec maux de ventre, je soigne ce modèle sans que la femme ne se lave ou ne boive. Depuis le début des règles elle utilise sous forme de wussulan *(encens) pendant toute la durée des règles. Et après cela si elle touche un homme elle sera enceinte. Sans maux de ventre, je soigne avec la terre de la termitière. La termitière est utilisée pour beaucoup d'usages. Si c'est suite à un avortement ou à une Infection Sexuellement Transmissible, je la libère car cela est autre chose. Et si je soigne et que malgré tout elle n'a pas d'enfant, je regarde le* laturu *qui va me renseigner ».* **A.S.**

3.7.2. La stérilité des hommes

Les entretiens avec les thérapeutes révèlent que les cas de stérilité masculine sont aussi fréquents que les cas de stérilité chez les femmes. Les causes de cette infertilité sont multiples. Selon nos entretiens elle peut être due à :

- Des maladies agissant sur la qualité ou la quantité du sperme : Il y a des hommes qui ont peu de sperme ;

- La mauvaise qualité du sperme : le sperme rouge, ou le sperme tacheté, ne contenant pas de spermatozoïdes ;
- L'impuissance sexuelle : impuissance innée et impuissance acquise ;
- A l'envoutement : c'est généralement une punition infligée par un mari jaloux.

« Pour les hommes qui n'ont pas d'enfants, je les soigne aussi. Mais il faut toujours les interroger. Tu lui demandes comment se passe ses relations sexuelles. Il y en a qui ont peu de sperme, il y en a qui ont le sperme, mais qui est gâté (le sperme rouge, ou le sperme tacheté). L'insuffisance de sperme a plus de conséquences sur l'homme que le fait d'avoir un sperme gâté. Si ce sont ces deux causes, Dieu merci je peux les soigner et la personne guérit ». **A.S.**

3.7.3. La lutte contre le séré

Les thérapeutes traditionnels rencontrés affirment tous avoir des remèdes pour soigner l'enfant qui souffre des conséquences du rapprochement des naissances. Certains d'entre eux ont même tendance à minimiser cette souffrance des enfants qui peut les marquer toute leur vie durant à cause des conséquences de la malnutrition que cela entraine. *« Si c'est l'enfant qui a le séré, cela est facile, sauf si c'est son jour qui est arrivé, le jour de sa mort ».* **B.C.K.**

3.7.4. Grossesse non désirée

Beaucoup de jeunes filles ayant des grossesses non désirées tentent de tromper les tradithérapeutes pour avorter. Les stratégies utilisées par les filles sont différentes, mais se résument à deux grandes catégories :

- Les filles qui déclarent avoir une bosse dans le ventre ;
- Les filles qui déclarent être malades de paludisme grave.

Ces déclarations ne sont ni un langage codé entre les filles et les tradithérapeutes pour éconduire le parent qui les accompagne, ni une stratégie pour surmonter une pudeur en nommant différemment les choses par respect pour le tradithérapeute. Pour déjouer ces stratégies le tradithérapeute doit être plus intelligent, avoir l'esprit d'analyse et surtout avoir une bonne technique d'interrogatoire. *« Quand les jeunes femmes viennent en disant qu'elles ont des bosses dans le ventre, il ne faut pas les soigner. Elles veulent avorter. Il faut les interroger sur les manifestations de la maladie. Elles diront qu'elles ont une bosse qui marche dans leur ventre depuis longtemps. Que la bosse bouge, elle bouge pour venir ici et là. Mais elle ne te dira jamais que la bosse va dans le dos, c'est toujours au niveau du bas ventre. Si tu ne fais pas attention et que tu t'hasarde à donner un traitement, tu iras en prison. Si c'est sa mère qui l'accompagne, il faut lui demander, si sa fille a vu ses règles. Si elle répond que cela fait un certain temps qu'elle ne voit pas ses règles, il faut arrêter tout sinon tu vas faire un avortement. Si ce n'est pas la bosse, elles diront qu'elles ont le* sumaya kokolen *(paludisme grave). C'est le paludisme grave, c'est vrai, (ironie), mais moi je ne soigne pas ce genre de paludisme. Tu lui donnes un produit qui va assurer le bon développement du fœtus et le protéger jusqu'à l'accouchement, au lieu de le tuer. Il y a des remèdes, quand la femme enceinte les prend, elle fait un avortement. Il y en a aussi contre le paludisme quand tu donnes à la femme enceinte d'un mois, la grossesse va se fondre. Il y a toutes ces difficultés dans notre travail, mais celui qui ne connaît pas tout cela doit se retirer ».* **L.C.**

3.7.5. Mariage tardif

Au Mandé, durer (avoir 17 ans ou 18 ans) sans avoir de mari est déshonorant et honteux pour la fille et pour sa famille. Pour que « *l'eau du mariage soit versée sur leur tête* » elles sollicitent très souvent les marabouts, mais également souvent les tradithérapeutes dont certains ont des recettes qui favorisent le mariage. *« Vois cette plante, c'est le* djabi *(henné). Son ladon (épiphyte) sert à marier les femmes qui n'ont pas de mari. Celui qui dit qu'il connaît tout, il gâte tout ».* **L.C.**

4. Quelques réflexions personnelles

4.1. Comparaison entre thérapeute traditionnel et médecin

Le thérapeute traditionnel est à la fois médecin, pharmacien et agent d'analyse médicale. Il est plus proche de la nature qui constitue pour lui sa pharmacie. Donc il se soucie de la sauvegarde de l'environnement et de la biodiversité végétale plus que le médecin.

4.2. Parallèle des notions de maladie et de SR/PF entre le Mandé et le Pays Dogon

Selon les récits historiques du Mandé [6] et de plusieurs auteurs [7, 8], les Dogon seraient originaires du Mandé. Cependant, au cours de notre étude nous avons identifié plusieurs différences entre ces deux cultures du point de vue conception de la maladie et de la santé de la reproduction.

(i) Pour les tradithérapeutes du Mandé, les causes de la maladie sont, soit des causes naturelles, soit le « *dabali* » (envoutement ou maladies occultes). Nul n'a mentionné les esprits des anciens et très peu ont mentionné les génies.

(ii) Alors que pour le Dogon, toute maladie est bénigne, tandis que les complications sont toujours dues aux esprits des ancêtres qui ne sont pas contents d'un comportement du malade envers son environnement incluant ses proches, les génies ou les esprits des ancêtres eux-mêmes.

(iii) Par ailleurs, la case des femmes menstrues qui était même prévue pendant la fondation d'un village Dogon n'apparait nulle part dans le Mandé.

Ces quelques constats personnels nous amènent à nous poser les questions suivantes :

(i) Les Dogon seraient-ils à l'origine, un seul peuple venu uniquement du Mandé ?

(ii) Les différences constatées seraient-elles dues à l'influence de l'islamisation très ancienne du Mandé ? Car l'islamisation des Dogon fut tardive à cause d'un certain pacte de non-imposition de l'Islam aux Dogon aux temps de la Diina[19] de Sékou Amadou [8].

(iii) Les Dogon au cours de la grande migration auraient-ils subi l'influence d'autres cultures ?

(iv) Ou ont-ils intégré, à leur arrivée au pays Dogon, certaines pratiques des *tèlèms* ?

4.3. Quelques différences dans la manifestation du genre entre le Mandé et Ségou

A Ségou, certaines connaissances, surtout en relation avec la protection, ne sont pas données à la femme ou à sa fille car le jour où elle se rebellera contre son mari celui-ci ne pourra plus user de « *clichi* » pour la faire revenir à la raison. Par contre, au Mandé, on ne donne pas certaines

[19] Diina : L'Empire peul du Macina, appelé « Diina » (foi en l'islam) a été fondé au XIXe siècle par Sékou Amadou du clan des *Barry*. L'empire s'étendait sur une partie du Mali actuel, du pays Mossi de la Mauritanie, avec Hamdallaye comme capitale.

connaissances à la femme pour éviter qu'elle puisse les amener dans la nouvelle famille qu'elle va construire. On va jusqu'à refuser des fois le repas familial de sacrifice annuel à la femme enceinte car on ne sait pas si son enfant sera un garçon ou une fille : cette dernière pourrait amener la *baraka* de la famille paternelle dans la famille de son futur mari.

Conclusion

Les thérapeutes traditionnels sont des ressources inestimables pour le système de santé au Mali, pourvu qu'ils soient reconnus et considérés comme tels. Leur défi principal reste leur adaptation à un environnement très changeant : changement climatique, mondialisation, interconnexion avec d'autres cultures, monétarisation de la société…

Les méthodes traditionnelles de contraception sont généralement détenues par les vieilles tradithérapeutes en voie de disparition. Ces méthodes sont également très mal connues par les générations actuelles. Pour éviter leur disparition, elles doivent bénéficier de soutien en termes de recherche et de promotion.

Par ailleurs, il ressort de notre analyse que les deux médecines ont plus de points en commun que de différences, qui ne sont que des spécificités propres à chacune d'elles. Alors pourquoi ne pas travailler en plus grande synergie pour que chaque médecine profite de l'autre ? Pour ce faire, la Division Médecine Traditionnelle du Ministère de la Santé et de l'Hygiène Publique doit bénéficier d'un appui institutionnel et financier conséquent de la part de l'Etat et de ses partenaires.

Bibliographie

1. OMS, Médecine Traditionnelle : *Définitions*, www.who.int/topiques/traditional_medicine/definitions/fr

2. Institut National de la Statistique, *Recensement Général de la Population et de l'Habitat*, Bureau Central du Recensement, Bamako juillet 2009.

3. Dominique Desjeux, *Les sciences sociales,* Paris, Presses universitaires de France, coll. « *Que sais-je ?* », 2004, 128 p.

4. Sophie Alami, Dominique Desjeux, Isabelle Garabuau-Moussaoui, *Les méthodes qualitatives*, Paris, Presses universitaires de France, coll. « *Que sais-je ?* », 2009, 126 p.

5. Mayer, R. et Ouellet, F., *Méthodologie de recherche pour les intervenants sociaux*, Boucherville, Québec, Gaétan Morin Éditeur, (1991).

6. Sinaba, B., *Gardien de la tradition*, Siby, 2015, *in verbis.*

7. Petit, Véronique, *Migration et Société Dogon*, L'Harmattan, mai 1998, 334 p.

8. Amadou Hampâté Bâ et Jacques Daget, *L'empire peuhl du Macina, 1818-1853*, Mouton, Paris, La Haye, 1962, 309 p.

Titre IV

Médecine Traditionnelle et Arts Divinatoires : devins et dispositifs sacrificiels à Bamako et au Jitumu

Salia MALÉ, Anthropologue, Directeur de recherche,
Musée National du Mali

Les réflexions de l'auteur portent sur la Médecine Traditionnelle et Arts Divinatoire, notamment des devins et des dispositifs sacrificiels à Bamako et au Jitumu. Il nous montre que l'examen divinatoire de l'individu et le diagnostic de ses troubles interviennent au terme d'une analyse générale de l'état de son milieu domestique, familial et villageois.

Introduction

Les informations que nous communiquons dans le cadre de cet article font partie des résultats d'un programme de recherche que nous avons commencé à diriger au Musée National du Mali en 2006. Certains de ces résultats ont fait l'objet d'une exposition qui a été montée en 2012 au Musée National. Nous présentons aussi les résultats de nos réflexions sur les points de vue de la Bible, du Coran et de la tradition animiste sur la divination.

1. Zone d'enquête

Les premiers constats du phénomène de la divination ont d'abord été faits à Bamako. Ce sont, d'un côté, la présence de dispositifs et pratiques de divination dans les rues, et, de l'autre, l'absence, dans les collections du Musée National, d'objets ou de documents témoignant de la tradition divinatoire forte au Mali. A la suite de ce constat, les travaux de terrain (photographie des dispositifs) ont commencé et continué à Bamako et environs. Puis les enquêtes proprement dites ont commencé dans le Jitumu. Par la suite, elles ont largement dépassé le cadre de ce terroir pour s'étendre sur une partie du Tiakadugu, du Bana, puis du Bélédugu et du Mandé. Elles continuent avec pour objectif de faire le tour de Bamako sur un rayon d'environ cent kilomètres.

Le Jitumu est un terroir situé à soixante-dix kilomètres environ à l'Est de Bamako. Il couvre la commune rurale de Ouéléssebougou et celle de Sanakoro-Jitumu. Là, les enquêtes ont été faites auprès de 20 devins sur une cinquantaine recensés, dont les âges varient de 45 ans à 90 ans, comprenant 18 hommes et 2 femmes.

Les enquêtes ont porté sur huit techniques ou outils divinatoires : (i) *cinyènkuruni* : terre ou sable aux tracées courtes ; (ii) *kalajan* : grand arc avec de longues tracées ; (iii) *bèlè* : cailloux ; (iv) *nkojima* : anneau à eau ; (v) *nkojitan* ou *nkojalan* : anneau sec ; (vi) *farani* : petite pierre ; (vii) *duga* : vautour ; (iix) *koloo* : cauris.

2. Méthodologie

La méthodologie a consisté à expliquer d'abord au devin l'objet de l'étude, à savoir la collecte d'informations et de documents photographiques et vidéographiques sur la tradition divinatoire pour les conserver au Musée National afin d'en instruire les générations futures ; tous les devins concernés se sont volontairement soumis aux séances d'enquête et de prise de photos et vidéos.

3. Objectifs

Nos recherches visent principalement : (i) à déterminer la place que la divination occupe aujourd'hui dans les sociétés maliennes, en faisant apparaître l'ampleur des problèmes qu'elle soulève tant du point de vue du praticien (devin, marabout ou tradithérapeute) que du consultant ; (ii) à faire un inventaire des techniques et supports de divination ; (iii) à réaliser des portraits de devins ; (iv) à permettre au Musée National de constituer une collection audiovisuelle (photos et vidéos) sur les différents matériaux, techniques et formes divinatoires et une collection d'objets liés à la divination.

4. Résultats

4.1. Les points de vue de la Bible, du Coran et de la Tradition Animiste sur la divination

4.1.1 La Bible et la divination

La Bible, inspirée de Dieu, a forcément une autorité divine sur la question de la divination. Elle reconnait qu'il y a des pouvoirs surnaturels. Mais elle interdit strictement d'y avoir recours car Dieu sait que leur origine vient de Satan, le diable, l'ennemi de Dieu et des hommes. Elle dit très clairement à ce sujet: « *Il ne se trouvera au milieu de toi ni devin qui se mêle de divination, ni pronostiqueur, ni enchanteur, ni magicien, ni sorcier, ni personne qui consulte les esprits, ni diseur de bonne aventure, ni personne qui interroge les morts ; car quiconque fait ces choses est en abomination à l'Eternel* » (Deutéronome 18 v. 10-12).« *Soumettez-vous donc à Dieu. Résistez au Diable, et il s'éloignera de vous* » (Jacques 4 v. 7).

4.1.2. Le Coran et la divination

« *Vous apprendrais-je sur qui les diables descendent ? Ils descendent sur tout calomniateur pécheur. Ils tendent l'oreille. Cependant, la plupart d'entre eux sont menteurs* ». (Le Coran, 26:221-223). D'après Abû Hurayra, le Prophète (PSL) dit : « *Celui qui se rend chez un devin et croît à sa parole, a certes mécru en ce qui a été révélé à Muhammad (saws)* ». Dans tous les cas, il s'agit de prétendre la connaissance de l'invisible et des choses imperceptibles, tels que les évènements futurs qui auront lieu sur terre ou l'endroit où se trouve un objet égaré. Parmi les choses sur lesquelles il faut attirer l'attention, il y a le fait que les devins et les voyants cherchent à s'appuyer sur la foi du croyant. Ce qui est reproché en Islam, c'est la prétention de s'associer à Allah, de se vouloir un associé dans ce qui est propre à Lui.

4.1.3. Bénédiction et malédiction du cinyèn par Jitumu Balla

Jitumu Balla est un personnage emblématique de la divination au Mali, évoqué par les devins au début de toute séance divinatoire. D'après la tradition, Jitumu Balla aurait vécu au XVII siècle. On le considère comme le propagateur de la géomancie dans tout le Soudan occidental. Selon la légende sur l'origine de la divination, dont certains éléments ont été rapportés par Fily Dabo Sissoko, Jitumu Balla aurait eu comme maîtres Na-Musa et Na-Burema du Ouassoulou, qui disent avoir été eux-mêmes instruits par un génie. Pour Fily Dabo Sissoko, la géomancie du Soudan occidental, du Gourma et du Soudan oriental proviendrait d'une source commune : le Ouagadou, d'où il pense que les maîtres ès sciences occultes sont partis.

D'après certains devins, Jitumu Balla a maudit le *cinyèn,* qui signifie à la fois la poudre de terre, la vérité et le patrimoine, en ces termes : « *Celui qui pratique le* cinyèn *sur place, s'il ment, que son mensonge se transforme en vérité. S'il dit la vérité, que cette vérité augmente d'éclat* ». « *Celui qui pratique le* cinyèn *de lieu en lieu, de façon itinérante, s'il ment, que ce mensonge se transforme en conflit sans fin ; s'il dit la vérité, que cette vérité se transforme en mensonge* ». C'est pour cela que beaucoup de devins ont leur case divinatoire, et ne devinent pas en tout lieu.

4.2. Le concept de Divination

Pour les toutes populations de culture manding, toute divination est vision (*filèli*) et tout devin est visionnaire (*filèlikèla*). Il s'agit de regarder, de voir et de dire. A ces trois actes s'ajoute éventuellement le faire. Si parmi ces trois actes, regarder et dire posent moins de problème, voir est l'axe central de la divination. Car on peut voir sans dire, voir sans comprendre, dire sans voir. Tout cela tourne autour de l'acteur, le devin, *filèlikèla*. Le support ou la technique n'est pas forcement en cause. C'est le *filèlikala* qui est en cause. « *N'i ye fili mi ye a ro, ne ka fili do, cinyèn ka fili tè* » : s'il y a une erreur dedans, c'est de ma faute, ce n'est pas une erreur du *cinyen* ». Il y a un lien entre divination et vérité : le géomancien, le devin qui utilise la terre, est celui qui sait faire entendre son discours par la vérité : il est un « *cinyèndala* » (créateur de vérité).

4.3. Le concept de Maladie

La maladie (*bana*) n'est pas toujours comprise comme un phénomène de la nature, un phénomène dont les limites seraient des signes concrets que l'on peut observer. La maladie est comprise comme un phénomène socioreligieux complexe : les pathologies sont articulées avec des concepts religieux et magiques. Chez les Bamanan, le *tere* et le *nyama*, défaut ou qualité non volontaire et force négative vengeresse, font partie intégrante des composantes de la personne. Ces notions illustrent le fait que l'individu vit dans une atmosphère d'insécurité permanente. Il lui faut hypostasier les causes du mal qui le guette. Ce qui l'incite à une continuelle prudence à l'égard de son prochain, des animaux et de la nature qui l'entoure. C'est tout cela qui justifie en grande partie le recours au devin.

La perception de la maladie est véhiculée à travers de nombreuses paroles fortes (proverbes, maximes et adages), dont certaines sont :

(i) *Bana ye maa halala ye* : « la maladie est la propriété privée ».

(ii) *Bana ye maa jugu folo ye* : « la maladie est le premier ennemi de l'individu ».

(iii) *Bana ye fere fèn ye, n'a ye sanbaga soro doomi, a bi baan* : « la maladie est une marchandise, le jour où elle trouve un acquéreur, elle guérit » ; etc.

4.4. Quelques propos de devins

4.4.1. Tata Kulubaly du village de Sido

Ne vous laissez pas tromper par l'apparence. Tata de Sido dit : « *Les gens ont peur de mon apparence, je ne peux rien contre cela et je n'en ai rien à cirer. Mais je suis Tata aux trois noms : Numu Tata, Soma Tata, Sido Tata* ». « *Celui qui dit : je vais te couper la queue* (tuer), *ne sait pas le faire, celui qui sait le faire, ne le dit pas* ».

4.4.2. Faduba Bagayoko du village de Jitumu-Jalakoro

Faduba Bagayoko est chasseur, devin, tradithérapeute, traumatologue traditionnel et herboriste. Si le devin fixe les diagnostics des maladies et propose des traitements, Faduba dit : « *La base de mon traitement, c'est les plantes. La divination, c'est quelque chose qui en ajoute au problème de l'individu, et particulièrement à la maladie* ». Ce qui veut dire que si le patient ne parvient pas à faire les sacrifices prescrits, cela devient un autre souci et, à la longue, une autre maladie.

4.4.3. Fajala Koné, du village de Farajèla

Fajala Koné, « poseur de *bèlè* » du village de Farajèla dans la Commune de Kéléya, résume les fonctions du devin par les propos ci-après : « *Nous révélons les causes et les remèdes des maladies. Si le devin guérit quelqu'un, c'est tout bénéficie pour l'intéressé et la société ; nous aidons à préparer les voyages, en décelant les embûches pour l'atteinte du but des voyages ; nous prévenons, par le moyen du sacrifice, les malentendus pouvant naître lors des grands rassemblements de la communauté ; nous conseillons les membres du groupe social dans le choix des conjoints en vue d'obtenir les objectifs de prospérité, de continuité et de maintien de l'équilibre social ; nous conseillons, nous orientons les chefs de pays, de village et de famille dans la conduite de leurs communautés* ».

4.5. La thérapeutique divinatoire

Face aux maladies de toutes sortes, à défaut de produits pharmaceutiques, le renforcement psychologique du malade vaut bien des antibiotiques. La thérapeutique divinatoire est donc : (i) un ensemble de prescriptions appelées *sonni* ou *saraka* (dons, offrandes, sacrifices, comportements), qui accompagnent le traitement ; (ii) des applications de remèdes à base de plantes, accompagnés par des incantations ; (iii) des dispositifs sacrificiels et des danses thérapeutiques (*jinèdon*, *holley-horrey*), qui font aussi partie des traitements.

Il s'agit de pratiques qui consistent à chasser le génie de l'organisme, à chasser le génie du lieu d'habitation, etc. Toutes ces pratiques contribuent à maintenir l'équilibre social, mental et psychologique et, par conséquent, la santé physique de l'individu.

Conclusion

La recherche des causes met en jeu la dynamique des forces sociales et magico-religieuses. La sorcellerie, la magie et l'attaque des génies du lieu sont des facteurs dominants des troubles somatiques et psychiques aigus. Qu'il s'agisse de trouver les causes et les remèdes d'une maladie qui vient de se déclarer ou de préparer un rite thérapeutique important, la consultation du devin ou du soma n'est jamais une expertise purement individuelle. La phase diagnostique consiste généralement en une interrogation minutieuse des différentes catégories d'agents humains et surnaturels, d'espaces et de temps, d'objets et de lieux, d'êtres et de choses qui forment l'univers socioreligieux du consultant. L'examen divinatoire de l'individu et le diagnostic de ses troubles interviennent au terme de cette analyse générale de l'état de son milieu domestique, familial et villageois.

Bibliographie

1. Kassibo Bréhima, *La géomancie ouest-africaine. Formes endogènes et emprunts extérieurs*. In: *Cahiers d'études africaines*, vol; 32, n° 128, 1992, pp 541-596;

2. Malé Salia. *Thérapie et divination au Mali: Les Soma*. In: *Psychopatologie africaine*, 2007-2008, vo. 34, n°2, pp 201-212.

3. Mannoni Octave, *Je sais bien, mais quand même…*, in *Clés pour l'Imaginaire ou l'Autre Scène*, Ed. du Seuil, 1969.

4. Traoré Mamadou Lamine, *Philosophie et géomancie. Vers une philosophie originelle africaine*, éd. Donniya, 2007.

5. Sissoko Fily Dabo, "*La géomancie*" in *Bulletin de Recherches Soudanaises*, 5-6, 1936, pp. 248-268, cité par Kassibo Bréhima dans son article intitulé "*La géomancie Ouest-africaine, Formes endogènes et emprunts extérieurs*, in *Cahiers d'études africaines*, 128, vol. 32-4, 1992, pp 541-596.

Documentation photographique

Quelques tradithérapeutes

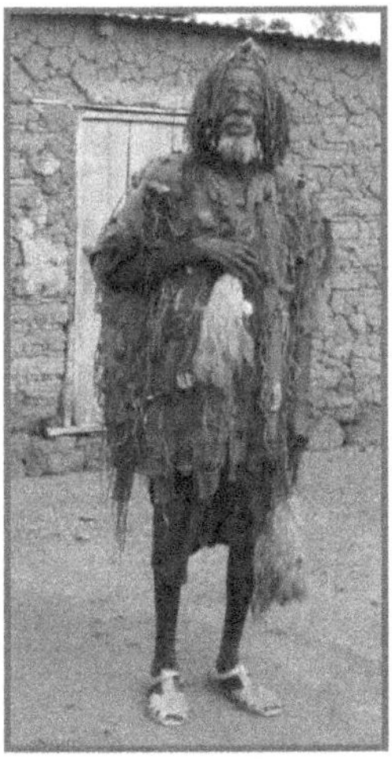

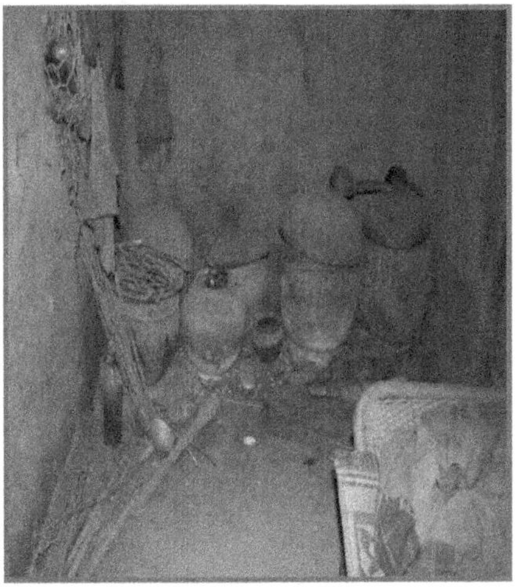

Photo n° 1: Tata Kulubaly de Sido
Photo n° 2 : Les sept canaris thérapeutiques de Tata Kulubaly

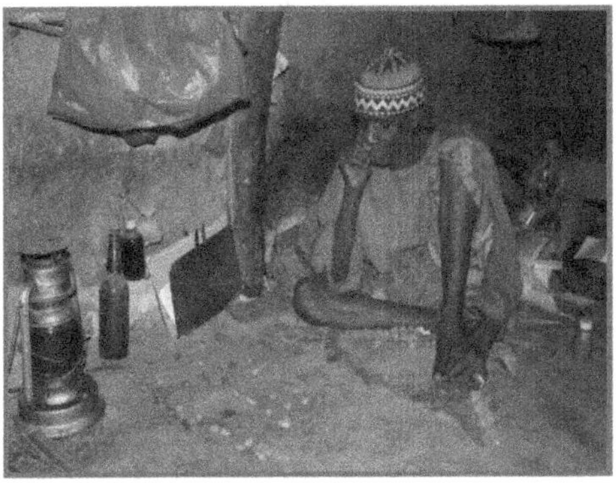

Photo n° 3 : Fajala Koné, « poseur de *bèlè* » du village de Farajèla dans la Commune de Kéléya

Faduba Bagayoko du village de Jitumu-Jalakoro

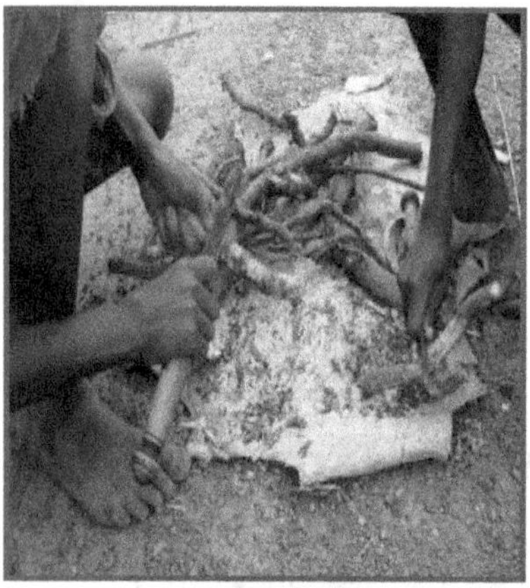

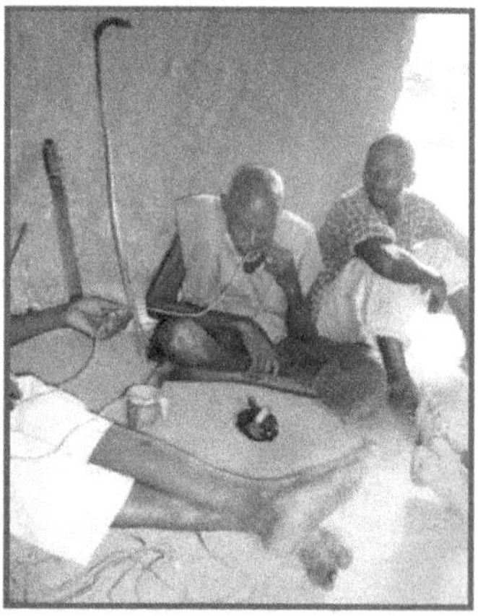

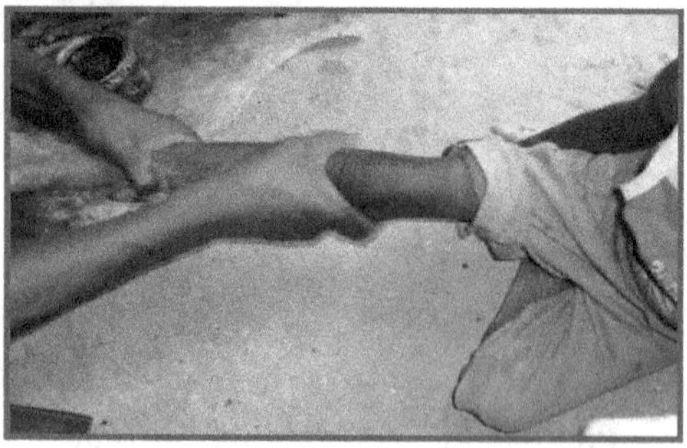

Photo n⁰ 4 : La préparation des remèdes
Photo n⁰ 5 : La divination
Photo n⁰6 : La traumatologie traditionnelle

Quelques dispositifs, faisant partie intégrante des traitements

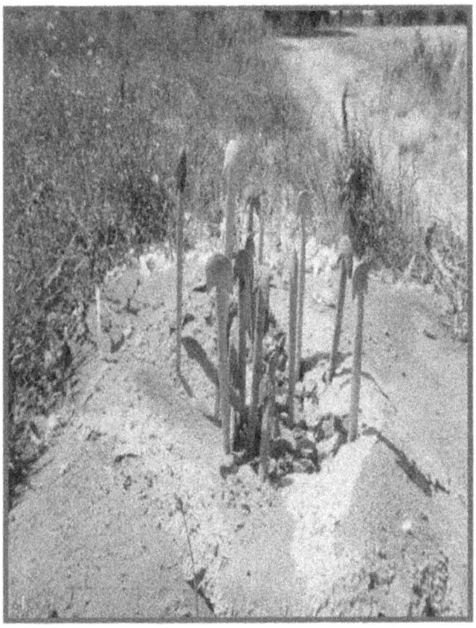

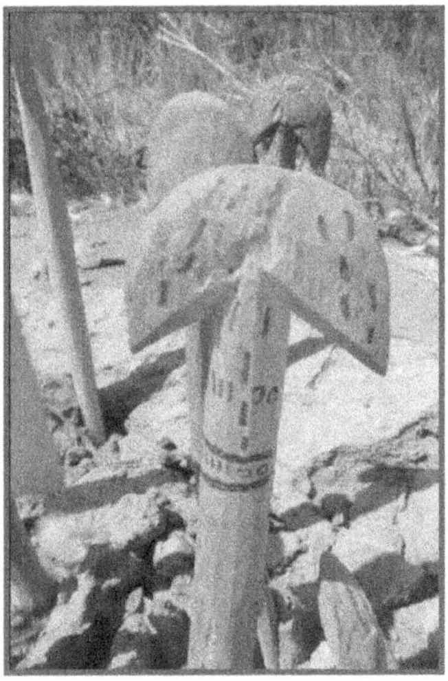

Photos n⁰ 7 et n⁰ 8 : Mouvettes marquées de signes divinatoires, plantées sur une fourmilière à Dogorakoro.

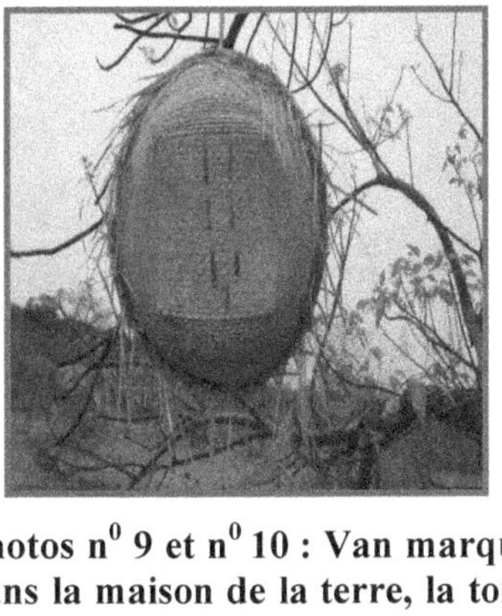

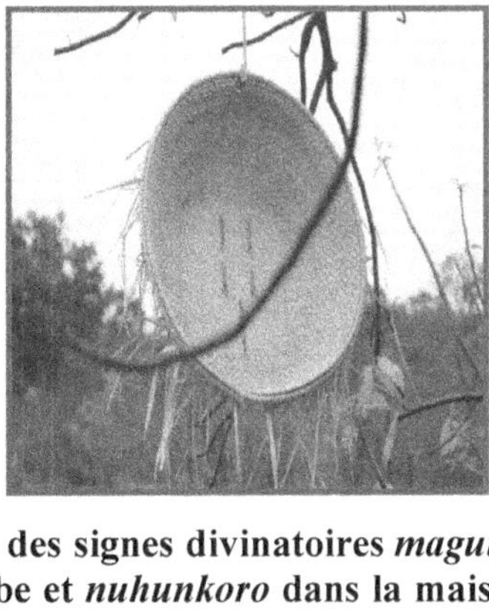

Photos n⁰ 9 et n⁰ 10 : Van marqué des signes divinatoires *maguusi* dans la maison de la terre, la tombe et *nuhunkoro* dans la maison de la méchanceté, accroché à un arbre de *mpéku* (*Lannea acida,* famille des Anacardiacée*)* sur la route du Conservatoire des Arts et Métiers Balla Fasséké Kouyaté, Bamako.

Copyrights : Photos n⁰ de 1 à 6 – Bilangalama Sissoko (Musée National du Mali) ; Photos n⁰ de 7 à 10 – Salia Malé (Musée National du Mali)

Annexe

Présentation du Cercle de Recherche et Développement « Mandé M'Blon »

« *Mandé M'Blon* », vestibule du Mandé, à l'image des vestibules traditionnels, est un espace de réflexions, d'échanges, de recherches et d'élaboration d'actions de développement participatif, ouvert à tous les chercheurs et les développeurs ayant la même vision. Il a été créé par une équipe pluridisciplinaire de chercheurs volontaires en 2015 à Siby, au tour du FESCAURI.

- **La mission :** Le Cercle de recherche et de développement *Mandé M'blon* se propose de contribuer à la promotion du développement durable participatif au Mali en général et au Mandé en particulier.

- **Les stratégies**

(i) Développer la recherche en vue d'orienter les actions de développement au Mandé ;
(ii) Promouvoir le développement participatif intégré, à travers la valorisation du savoir, du savoir-faire et du savoir-être des acteurs locaux ;
(iii) Renforcer la visibilité et la lisibilité du Mandé sur le plan local, national et international.

- **Les approches pour les interventions**

Les approches des interventions de *Mandé M'Blon* impliquent l'exigence d'une gestion engagée et soutenue des connaissances et du savoir-faire engendrés par les actions de développement. En effet nous ne voulons pas utiliser de modèles existants. Donc nos actions seront de nature expérimentale et devront procéder par essais, corrections et améliorations successives. Notre succès dépendra de notre capacité à capitaliser les enseignements tirés de l'action locale, à identifier les bonnes pratiques et à les ériger en principes de travail pour améliorer nos actions futures.

- **Les approches pour la recherche**

*Mandé M'blo*n a adopté une approche pluridisciplinaire et flexible, basée sur des expériences et des compétences diverses et complémentaires, tirées de terrains d'action et de champs de recherche différents comme la médecine traditionnelle, la santé publique, la socio-anthropologie du changement social et du développement, la démographie, la géographie... Les outils participatifs qui seront utilisés sont ceux de la recherche-action, des cartes des risques et des ressources, de la formation des adultes et de la communication interculturelle, ainsi que ceux de l'approche genre. C'est ainsi que ces approches permettront à chaque chercheur d'approfondir là où les thématiques relevant de son champ d'intérêts dans un contexte enrichissant et stimulant, tout en développant la participation effective des communautés, par l'implication des détenteurs de savoirs locaux et des leaders communautaires dans les groupes locaux de réflexion.

- **Les approches pour le développement**

La démarche de *Mandé M'Blon* vise à faire des individus, des familles et des communautés des acteurs capables de faire face à leurs problèmes de développement. Cette démarche dérive du constat que, quel que soit le problème posé à une communauté, des solutions endogènes, qui tiennent compte du contexte social et culturel, sont envisageables et praticables. Ces solutions, élaborées localement, ont plus besoin d'être accompagnées que d'être substituées ou dénaturées par la vision d'une intervention extérieure qui a la fâcheuse tendance à assimiler les cibles aux résultats, en occultant la dimension humaine et sociétale des problèmes de développement. Ainsi, les actions entreprises en partenariat avec les acteurs locaux auront plus de chance de correspondre à la demande de la communauté, tout en gagnant en efficacité, en efficience et en durabilité.

- **Le rôle des communautés**

Il est évident que ces approches demandent de profonds changements dans les politiques de développement et dans les relations à établir et à consolider entre chercheurs et communautés :

(i) Les communautés ne doivent plus être des objets du changement, mais doivent devenir des sujets et des acteurs de leur propre changement ;
(ii) Les communautés doivent assumer la responsabilité collective de la planification, de la gestion, du suivi et de l'évaluation des actions. Cela garantira une autonomie réelle et une continuité optimale des activités, même si le soutien extérieur verra à manquer ;
(iii) Le développement durable intégré doit d'abord être basé sur la valorisation des ressources et des compétences locales. Cependant, il est aussi vrai que les échanges et les métissages peuvent aider à catalyser le développement local.

- **Axes de recherche**

Pour atteindre ses objectifs, *Mandé M'Blon* vient de définir quatre premiers axes de recherche, trois thématiques et une transversale, pour concrétiser les stratégies et les approches que nous venons de présenter dans des actions intégrées et participées de développement local, dans le cadre d'une réflexion collective sur les hypothèses de changement au Mandé.

(i) **Dynamique Spatiale et Changement Social :** Il s'agit de questionner les transformations spatiales et territoriales au Mandé et de les mettre en articulation avec les dynamiques socioéconomiques et culturelles des populations locales. C'est-à-dire, il s'agit de voir comment ces transformations jouent sur l'organisation sociale et produisent de nouvelles normes, pratiques et comportements individuels et collectifs, mais aussi de nouvelles tensions et de nouveaux conflits.

(ii) **Dynamique Démographique et Développement :** L'urbanisation croissante, le « boom » démographique, l'exode rural, la migration des jeunes, la question foncière, la sécurité alimentaire, l'accès à l'éducation, à la santé et aux services sociaux de base constitueront des défis majeurs auxquels le Mali sera confronté dans les années à venir. La population malienne est estimée à 30 Millions d'ici 2030 et à 50 millions d'ici 2050. L'Espace Mandingue constitue déjà un laboratoire pour observer, analyser et comprendre ces dynamiques. L'objectif étant de trouver de solutions parcourables et acceptables pour les individus et les communautés.

(iii) **Médecine Traditionnelle et Santé Publique :** « *Ce qui se déroule autour du malade et de la maladie dit mieux que tout autre discours sur les réalités d'une société* » (Jean Benoit 1993). Il s'agit pour nous d'interroger la dynamique sociale au Mandé sous l'angle de la communication interculturelle entre Médecine Traditionnelle et Système Conventionnel de Santé. En paraphrasant Amadou Hampâté Bâ : « *En Afrique chaque vieillard qui meurt c'est une bibliothèque qui brûle* », nous affirmons qu'en Afrique, chaque vieux tradithérapeute qui meurt c'est une pharmacopée et une pharmacie qui brûlent ! Dans ce contexte, nos objectifs seront de capitaliser et de documenter les connaissances, les pratiques et les expériences de valorisation de la Médecine et de la Pharmacopée Traditionnelles de l'Espace Mandingue par des actions de recherche, de formation et de développement, afin de contribuer au renforcement des Systèmes Locaux de Santé et au développement local, sans oublier les thèmes du dérèglement climatique et de perte de diversité biologique végétale.

(iv) **Femme et Développement :** Cet axe est transversal, car il touche toutes les problématiques de recherche liées au genre et au développement. Il s'agira pour nous de valoriser les savoirs, le savoir-faire et le savoir-être des femmes du Mandé, en mettant en exergue leurs capacités de résilience et de mutualisation des ressources, dans le cadre de la diversification des approches et de la pluralité des secteurs d'intervention. Il s'agit d'essayer d'identifier, de comprendre et de mettre en œuvre des modes de comportement et des lignes d'action visant à surmonter les inégalités entre les hommes et les femmes dans la famille et dans la communauté, dans le droit à la parole, dans la prise de décision, dans l'accès aux ressources, aux informations et aux connaissances, dans les choix concernant leur personne, leur famille et leurs enfants.

- **Perspectives**

Nous sommes convaincus que l'utilisation de ces stratégies et ces approches méthodologiques peut faciliter la démocratisation des actions à programmer et l'appropriation par les communautés des résultats de recherches que nous allons mener ensemble. Il s'agit de contribuer à la promotion du développement local intégré. C'est un objectif vaste, certes, mais qui se fixe comme point d'ancrage le développement des communautés du Mandé.

Bamako, juillet 2016

tival international des cauris du Mandé
FESCAURI

Auteurs

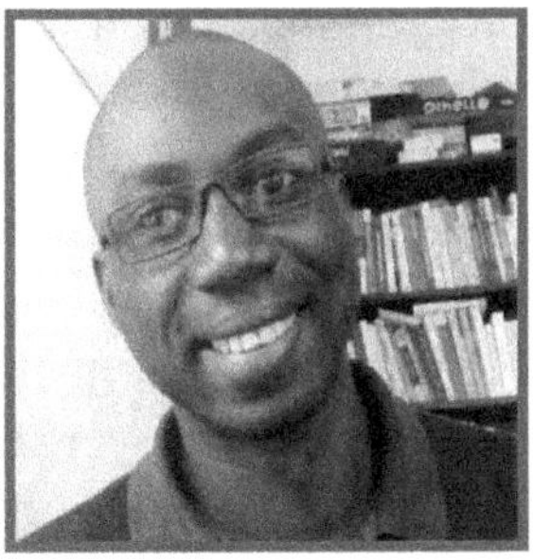

Dr Bakary TOUMANION est expert en Évaluation des Projets et Programmes de Développement en Afrique. Il est le promoteur depuis 2010 de l'Ecole des Hautes Etudes en Santé Publique du Mali. Ses recherches portent sur les questions de Santé Publique, Développement, Crises, Changement Climatique et Dynamiques Sociales. Il est aussi Consultant et Formateur auprès de différentes organisations nationales et internationales. A travers le Centre Malian Spirit de Siby, il contribue au renforcement des capacités communautaires (école, pisciculture, aviculture, maraîchage), dans le but de développer une économie horizontale et intégrée.

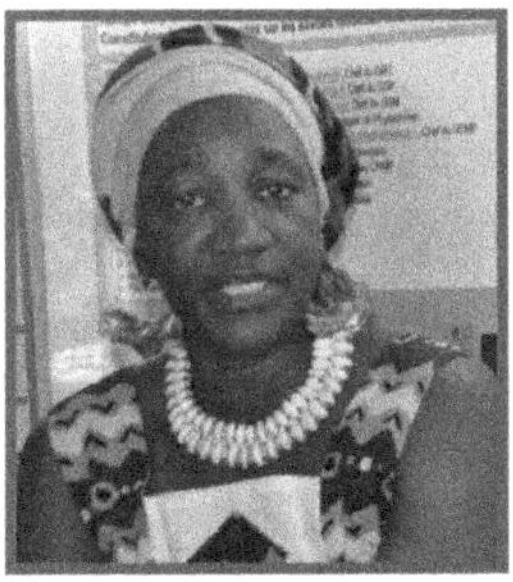

Rokia SANOGO est depuis 2014 Professeur Titulaire en Pharmacognosie auprès de la Faculté de Pharmacie de l'Université des Sciences Techniques et Technologiques de Bamako et, depuis 2016, Cheffe du Département Médecine Traditionnelle de l'Institut Nationale de Recherche en Santé Publique. Elle a été la première femme agrégée du CAMES en Pharmacie au Mali. Elle est auteur de plus de 60 publications scientifiques. Elle mène aussi des réflexions et des actions sur le rôle des acteurs de la médecine traditionnelle pour le renforcement des systèmes de santé et de la lutte contre les maladies, avec l'accent sur les aspects socioculturels et l'approche genre.

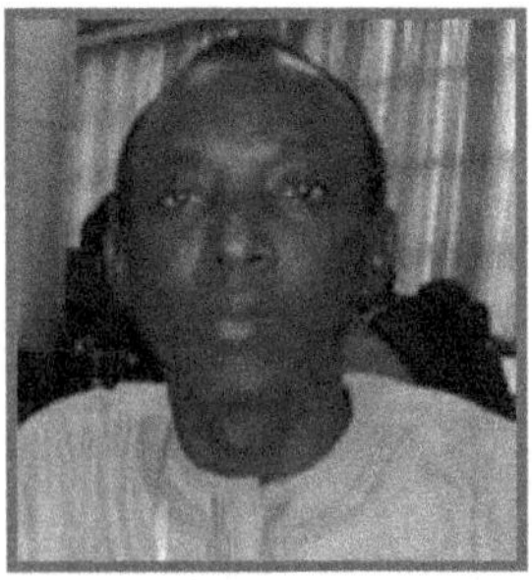

Souleymane DOLO est depuis 2002 le Directeur Exécutif du Groupe Pivot Santé Population. Biologiste chercheur, il est spécialiste en gestion de politiques, programmes et projets de développement, avec 30 ans d'expérience dans la mise en œuvre des programmes de santé, d'études et recherches avec des méthodes participatives, dans le renforcement des capacités institutionnels et organisationnels des organisations de la société civile et dans le plaidoyer. Il est actuellement Doctorant (PH D Professionnel) en Anthropologie de la Santé à l'Ecole des Hautes Etudes Santé Publique de Bamako.

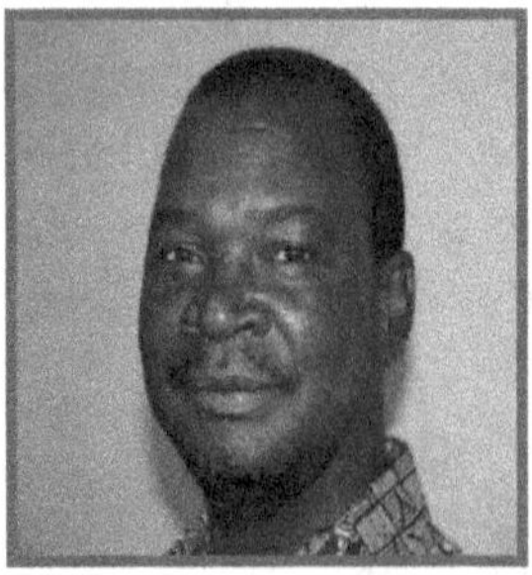

Titulaire d'un Doctorat en Lettres et Sociologie Comparative de l'Université Paris X en 1995, **Salia Malé** est Directeur de Recherche, Directeur Général Adjoint du Musée National et Chargé de cours de Culture Générale au Conservatoire des Arts et Métiers Multimédia Balla Fasséké Kouyaté. Il est auteur d'une quarantaine d'articles sur divers aspects des traditions culturelles maliennes, entre autres sur la tradition divinatoire au Mali. Il est initié au Komo et membre de la Confrérie des Chasseurs. Il est Chevalier des Arts et des Lettres de la République Française et Chevalier de l'Ordre National du Mali.

Table des matières

Le Mali
aux éditions L'Harmattan

Dernières parutions

CHRONIQUE KAL KANSAR. LE TAMBOUR SUSPENDU
Témoignage de l'Amanokal Mohamed-Elmehdi Ag Attaher Al Ansari
Oualett Halatine Zakiyatou
Cette chronique révèle l'histoire lointaine et contemporaine des Kal Ansar, une composante importante du monde touareg de la région de Tombouctou et du centre du Mali. C'est un regard de l'intérieur, introduit par le témoignage de Mohamed Elmehdi Attaher Al Ansari, dernier amanokal (souverain) des Kal Ansar. Les références d'auteurs, les écrits et récits des prédécesseurs, des contemporains, d'administrateurs du temps colonial et du Mali apportent des éclairages.
(28.00 euros, 28 p.)
ISBN : 978-2-343-05439-1, ISBN EBOOK : 978-2-336-37947-0

FEMMES ET DISCRIMINATIONS AU MALI
Tounkara Aly
Ce livre vise à éclairer la complexité de la condition féminine au Mali prise entre le culturel, le religieux et la modernité. À travers une étude sociologique portant sur les femmes maliennes, l'ouvrage fait comprendre les contradictions qui traversent la société malienne et pose la question difficile d'un métissage entre les pratiques culturelles et la modernité.
(Coll. Études africaines, 22.00 euros, 220 p.)
ISBN : 978-2-343-04146-9, ISBN EBOOK : 978-2-336-37085-9

LA PROTECTION JURIDICTIONNELLE DES DROITS DE L'HOMME AU MALI
Bengaly Abraham
Les libertés et droits fondamentaux constituent des normes suprêmes qui gouvernent tous les domaines du droit. Pour s'affirmer et asseoir sa crédibilité, la justice doit partir du capital de valeurs traditionnelles favorables aux droits de l'homme vers le droit écrit de type moderne, et non l'inverse. D'où la nécessité d'une refondation de la justice pour une culture du droit et des droits de l'homme au Mali, et d'une réflexion sur la place et le rôle du juge malien dans une perspective de consolidation de l'État de droit et de la démocratie.
(Coll. Harmattan Mali, 35.00 euros, 346 p.)
ISBN : 978-2-343-05580-0, ISBN EBOOK : 978-2-336-37056-9

PRÉSIDENT (LE) AMADOU TOUMANI TOURÉ ET L'EXPÉRIENCE MALIENNE DU CONSENSUS

Ngono Emmanuel

Cet ouvrage est le fruit d'une réflexion réalisée par un citoyen africain, admirateur de la vie politique du Mali. Le président Amadou Toumani Touré (ATT) a réussi un exploit politique rare : se faire élire et réélire sans avoir une formation politique propre. L'auteur se saisit de cette expérience pour appeler l'attention du président IBK sur l'essentiel de sa charge : faire du Mali un pays souverain et respecté, pour la dignité et la fierté de l'Afrique et des Africains.

(Coll. Harmattan Congo, 11.50 euros, 86 p.)

ISBN : 978-2-343-04946-5, ISBN EBOOK : 978-2-336-36763-7

POLITIQUES AGRICOLES ET STRATÉGIES PAYSANNES AU MALI DE 1910 À 2010

Mythes et réalités à l'Office du Niger

Coulibaly Chéibane

Ce livre raconte cent ans d'histoire de l'Office du Niger de 1910 (date de création du Comité du Niger) à 2010 (date de consolidation du programme initiative Riz). C'est l'analyse des politiques agricoles de périodes aussi différentes que l'époque coloniale du Soudan français, la période socialiste du Mali, de 1960 à 1968, le régime militaire issu du coup d'État de 1968, et l'ère libérale des années 1990 à nos jours. C'est aussi le récit de 100 ans d'histoire du monde rural du delta du Niger, des résistances et des luttes paysannes.

(Coll. Harmattan Mali, 29.00 euros, 280 p.)

ISBN : 978-2-343-04972-4, ISBN EBOOK : 978-2-336-36579-4

RÔLE (LE) DES AGENTS DE BASE SUR LE DÉVELOPPEMENT EN AFRIQUE

Cas du Mali

Traoré Adama Fankele

Le Mali, comme les autres États africains, cherche à se frayer des voies de développement socio-économique malgré la mauvaise gestion, le gaspillage des ressources, les détournements de fonds, etc. Comment sortir de l'ornière ? Les agents de développement à la base (enquêteurs socioéconomiques, moniteurs d'agriculture, animateurs, auxiliaires médicaux, mobilisateurs communautaires, etc.) sont des acteurs peu visibles et qui pourtant peuvent accélérer ou ralentir le développement.

(12.00 euros, 112 p.)

ISBN : 978-2-343-04175-9, ISBN EBOOK : 978-2-336-36359-2

ÉMANCIPATION DE LA FEMME MALIENNE

La famille, les normes, l'État

Tounkara Dianguina – Préface de Florence Bellivier

Un demi-siècle après l'indépendance du Mali, le législateur est toujours à la recherche d'un Code de la famille. Cette question a pour toile de fond l'émancipation de la femme malienne. En effet, subordonner les lois aux règles coutumières ou religieuses empêcherait toute émancipation des femmes, condamnées à vivre sous leur tutelle. L'auteur s'est penché sur l'articulation de

la famille, de l'État et des normes : quelle est la bonne combinaison en vue de l'émancipation de la femme malienne ?
(Coll. Études africaines, 47.00 euros, 486 p.)
ISBN : 978-2-336-00522-5, ISBN EBOOK : 978-2-296-51269-6

ÉLEVAGE DE POULES PONDEUSES EN MILIEU TROPICAL
Production, gestion économique, audit vétérinaire
Traore Amadou Ousmane
Cet ouvrage aborde tous les aspects importants et déterminants de la réussite de l'élevage d'une bande de mille sujets de poules pondeuses. Toute la chaîne de l'élevage moderne de pondeuses, les souches élevées avec succès dans le milieu tropical, les normes de bâtiment, l'alimentation qualitative et quantitative, la gestion de la santé et la production d'œufs y sont traités dans le moindre détail, du démarrage à la réforme.
(Coll. Harmattan Mali, 17.00 euros, 166 p.)
ISBN : 978-2-343-04507-8, ISBN EBOOK : 978-2-336-36114-7

ESCLAVAGE AU MALI
Des victimes témoignent
TEMEDT Justice - Paix - Développement
Dans le cadre du projet Lutte contre l'esclavage par ascendance au Mali, des récits, témoignages et anecdotes ont été collectés. Des entretiens (individuels ou groupés), des interviews de personnes ressources dans des communautés nomades et sédentaires, originaires de villages et de fractions des régions de Tombouctou, Gao, Mopti et Bamako ont permis de constituer ces 101 récits et témoignages.
(Coll. Harmattan Mali, 16.50 euros, 168 p.)
ISBN : 978-2-343-04506-1, ISBN EBOOK : 978-2-336-35697-6

AZALAI
Retour au désert
Bugaud Thierry
«Azalai» (45'). Au nord du Mali, à la lisière du grand Sahara, vit un peuple nomade. Ils sont des gardiens de l'islam. Un ancien voit partir ses enfants pour la grande caravane... l'Azalaï. Par cette aventure, il raconte comment vivent les Kountas depuis la venue de leur prophète... «Retour au désert» (52'). Après plusieurs reportages en Afrique, Thierry Bugaud s'apprête à tourner «Azalaï». Une aventure humaine étonnante, que nous partagerons avec eux dans ce film.
(20.00 euros)
ISBN : 978-2-336-00786-1

PORTRAIT D'UN VILLAGE MALIEN AU BORD DU GOUDRON
Un seul pied ne trace pas le sentier
Haslé Maurice
Accueil villageois, mariage, circoncision, marchandage, polygamie, confréries initiatiques, kola, thé, parole et palabre, cousinage à plaisanterie, voici quelques thèmes abordés par l'auteur, tirés de son vécu dans un village malien ou de ses enquêtes sur le terrain. Autant de fragments de réalité qui proposent de découvrir

l'autre, l'image d'une communauté rurale traditionnelle d'aujourd'hui au Mali, restée intacte malgré son désenclavement «au bord du goudron».
(Coll. Écrire l'Afrique, 22.50 euros, 288 p.)
ISBN : 978-2-336-00573-7, ISBN EBOOK : 978-2-296-51083-8

HISTOIRES POLITIQUES DU SYNDICALISME MALIEN DE SES ORIGINES À NOS JOURS
Sidibé Hamed
L'auteur donne sa vision sur les origines lointaines du syndicalisme en Afrique occidentale française et au Mali. Il permettra aux futurs syndicalistes d'avoir une orientation plus conforme au contexte du pluralisme politique, du libéralisme, de la mondialisation, et de l'obligation de renforcement de la démocratie interne, condition *sine qua non* du syndicalisme libre.
(Coédition Tropique Editions, 29.00 euros, 276 p.)
ISBN : 978-2-296-99300-6, ISBN EBOOK : 978-2-296-50545-2

FAIRE FACE À LA RÉALITÉ
Diallo Bassirou
Ce livre retrace le vécu d'un jeune médecin et de son équipe dans la prise en charge des personnes vivant avec le VIH dans une région du Mali située à 675 km de Bamako. Chaque histoire présentée dans ce livre soulève des réflexions, des questionnements sur le système de soins malien et au-delà sur la société malienne.
(Coll. La Sahélienne, 10.50 euros, 72 p.)
ISBN : 978-99952-54-76-6, ISBN EBOOK : 978-2-296-51549-9

SANTÉ, MALADIE ET RECOURS AUX SOINS À BAMAKO (MALI)
Les six esclaves du corps
Diarra Tiéman – Préface d'Abdoulaye Ag Rally
Ce livre porte sur la santé, la maladie, le corps, les six esclaves du corps (que sont les deux yeux, les deux bras, les deux pieds), d'autres parties du corps, de leur état, de leurs positions dans l'espace. Les recours aux soins sont analysés pour comprendre les motivations qui en sont la base, dans trois quartiers de Bamako. L'auteur présente les paroles de malades ou de leurs parents, de thérapeutes aussi bien de la médecine moderne que traditionnelle.
(Coll. Études africaines, 38.00 euros, 380 p.)
ISBN : 978-2-296-96305-4, ISBN EBOOK : 978-2-296-50656-5

PALUDISME, CULTURES ET COMMUNAUTÉS
Le cri du hibou
Diarra Tiéman - Préface d'Antoine Kaboré
Ce livre montre l'importance de la prévention et de la prévision dans la vie des communautés. La connaissance des cultures peut permettre de mieux mener la lutte contre le paludisme avec les communautés. Plaidoyer pour la santé par tous, ce livre met l'accent sur la nécessité du financement de la lutte contre le paludisme, contre la maladie.
(Coll. Etudes africaines, 37.50 euros, 368 p.)
ISBN : 978-2-296-96304-7, ISBN EBOOK : 978-2-296-50659-6

L'HARMATTAN ITALIA
Via Degli Artisti 15; 10124 Torino
harmattan.italia@gmail.com

L'HARMATTAN HONGRIE
Könyvesbolt ; Kossuth L. u. 14-16
1053 Budapest

L'HARMATTAN KINSHASA
185, avenue Nyangwe
Commune de Lingwala
Kinshasa, R.D. Congo
(00243) 998697603 ou (00243) 999229662

L'HARMATTAN CONGO
67, av. E. P. Lumumba
Bât. – Congo Pharmacie (Bib. Nat.)
BP2874 Brazzaville
harmattan.congo@yahoo.fr

L'HARMATTAN GUINÉE
Almamya Rue KA 028, en face
du restaurant Le Cèdre
OKB agency BP 3470 Conakry
(00224) 657 20 85 08 / 664 28 91 96
harmattanguinee@yahoo.fr

L'HARMATTAN MALI
Rue 73, Porte 536, Niamakoro,
Cité Unicef, Bamako
Tél. 00 (223) 20205724 / +(223) 76378082
poudiougopaul@yahoo.fr
pp.harmattan@gmail.com

L'HARMATTAN CAMEROUN
BP 11486
Face à la SNI, immeuble Don Bosco
Yaoundé
(00237) 99 76 61 66
harmattancam@yahoo.fr

L'HARMATTAN CÔTE D'IVOIRE
Résidence Karl / cité des arts
Abidjan-Cocody 03 BP 1588 Abidjan 03
(00225) 05 77 87 31
etien_nda@yahoo.fr

L'HARMATTAN BURKINA
Penou Achille Some
Ouagadougou
(+226) 70 26 88 27

L'HARMATTAN SÉNÉGAL
10 VDN en face Mermoz, après le pont de Fann
BP 45034 Dakar Fann
33 825 98 58 / 33 860 9858
senharmattan@gmail.com / senlibraire@gmail.com
www.harmattansenegal.com

L'HARMATTAN BÉNIN
ISOR-BENIN
01 BP 359 COTONOU-RP
Quartier Gbèdjromèdé,
Rue Agbélenco, Lot 1247 I
Tél : 00 229 21 32 53 79
christian_dablaka123@yahoo.fr

Achevé d'imprimer par Corlet Numérique - 14110 Condé-sur-Noireau
N° d'Imprimeur : 133798 - Dépôt légal : novembre 2016 - *Imprimé en France*

www.ingramcontent.com/pod-product-compliance
Lightning Source LLC
LaVergne TN
LVHW051406061026
849535LV00009B/3390
9782343105529